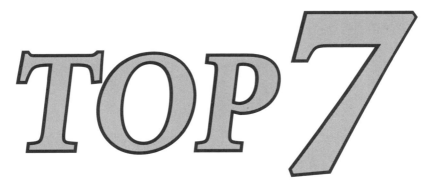

TOP7

Funktionelles Training
mit & ohne Hanteln/Geräte

Die sieben besten Übungen für den ganzen Körper – in vielen hocheffektiven Varianten

Sebastian Finis

novagenics

Wichtiger Hinweis für den Leser
Die Erkenntnisse der Sportwissenschaft und Medizin unterliegen laufendem
Wandel durch Forschung und Erfahrung. Alle in diesem Buch getroffenen
Empfehlungen wurden vom Autor mit großer Sorgfalt erarbeitet und geprüft.
Das entbindet den Nutzer dieses Werkes jedoch nicht von der Verpflichtung,
präventive und therapeutische Entscheidungen in eigener Verantwortung zu
treffen.

ISBN 13: 978-3-929002-53-9

Bibliographische Information der Deutschen Nationalbibliothek
Die Deutsche Nationalbibliothek verzeichnet diese Publikation in der Deutschen
Nationalbibliographie; detaillierte bibliographische Daten sind im Internet über
http://dnb.d-nb.de abrufbar

Sebastian Finis:
Top 7 – Funktionelles Training mit & ohne Hanteln/Geräte.
Die sieben besten Übungen für den ganzen Körper, in vielen hocheffektiven Varianten.

1. Auflage Novagenics-Verlag 2015

Das Titelfoto und die Abbildungen im Buch zeigen den Autor.
Sebastian Finis betreibt die Webseite www.finisfitness.de

INHALT

Auflistung der Tabellen

*

Einleitung

Sich heutzutage im Dschungel der Fitnessbranche zurechtzufinden, ist nicht einfach. Die Branche boomt – keine Frage. Fitness-Studios sprießen aus dem Boden wie gelbe Speisemorcheln. Wir werden überschwemmt mit Trainings- und Ernährungstipps, Informationen aus zweiter Hand, neuesten Erkenntnissen und Produkten – ob die Welt das braucht? Bei großen Internet-Buchhändlern können Sie heute mehr als 20.000 Bücher kaufen, die sich mit dem Thema „Fitness" auseinandersetzen, mehr als 5.000 Bücher zum Thema „Krafttraining" und mehr als 35.000 Bücher zum Thema „Ernährung". Wer behält da noch den Überblick?

Ernährungslügen und Fitnessmythen bringen unser Weltbild durcheinander. In Lifestyle-Magazinen wird Ihnen ein Sixpack in sechs Wochen versprochen. Im Supermarkt wirbt eine neue DVD mit dem „besten Workout der Welt". Im Buchladen schreit „Die Powerformel für den perfekten Körper" nach Aufmerksamkeit. Im Wissenschafts-Ressort Ihrer Lieblingszeitung lesen Sie wöchentlich von einer neuen Studie, die Erstaunliches enthüllt. Und am Ende sind Sie auch nicht schlauer – im Gegenteil. Sie fragen sich: Wem soll ich folgen? Welche Übungen bringen mir und meinem Körper wirklich etwas? Wie werde ich fit und bleibe gesund? Gibt es eine Person, die die Weisheit mit Löffeln gefressen hat? Hat jemand den ultimativen Plan für meine Bedürfnisse? Hat überhaupt jemand einen Plan?

Ich möchte Sie aus diesem Dschungel befreien. Ich gebe Ihnen eine Machete in die Hand, mit der Sie sich die Sicht auf den richtigen Pfad freischlagen können. Ich möchte Sie zurück zu den Basics führen und Ihnen grundlegende Übungen zeigen, die sich seit Jahrzehnten als wirkungsvoll bewährt haben. Übungen, die für Erfolg sorgen, statt diesen nur zu versprechen. All die Übungen, die ich Ihnen in diesem Buch vorstelle, haben gemeinsam, dass sie durch ihre Komplexität mehrere Muskelgruppen gleichzeitig aktivieren (weil sie über mehrere Gelenke ausgeführt werden), Ganzkörperkraft aufbauen sowie durch den hohen Kalorienverbrauch Fett abbauen. Gleichzeitig bringen sie ein hohes Maß an Funktionalität für den Alltag und diverse Sportarten mit.

Ich bin der Überzeugung, dass diese sieben Übungen am effektivsten sind:

1. Kniebeugen
2. Klimmzüge
3. Liegestütze
4. Brett
5. Bankdrücken
6. Kreuzheben
7. Stützbeugen

Und die möchte ich Ihnen in diesem Buch näherbringen. Jede Übung ist in einem eigenen Kapitel beschrieben und alle Kapitel dieses Buches sind einheitlich gestaltet. Es werden darin die folgenden Fragen beantwortet:

• Welche Muskeln trainieren Sie mit der Übung?
• Wo können Sie die Übung durchführen?
• Worauf müssen Sie bei der Übung achten (richtige Übungsausführung)?
• Wie trainieren Sie die Übung von ganz leicht zu schwer (Progressionsstufen)?
• Welche Varianten der Übungen gibt es?

- Welche Variante ist am effektivsten?
- Was ist meine Lieblingsübung?
- Welche Vorteile hat die Übung?

Ich wünsche Ihnen viel Spaß beim Lesen und Ausprobieren sowie viel Erfolg beim Erreichen Ihrer Trainingsziele.

Ihr Sebastian Finis

1. Kniebeugen

Wenn Sie an die Hunderte von Körperübungen denken, scheint es ein Ding der Unmöglichkeit zu sein, davon die Nummer eins als beste und wichtigste Übung zu küren. Es gibt ein paar Anwärter auf den Titel, aber eine Übung schlägt alle. Wenn ich jemals nur noch eine Übung ausführen könnte, um in guter Form zu bleiben, würde ich mich für die Kniebeuge entscheiden.

Kniebeugen führen zu kräftigen und schön geformten Beinen, einer verbesserten Fettverbrennung, einem stärkeren Rumpf, einer besseren Balance und Körperhaltung, einer athletischeren Figur und vielen weiteren Vorteilen!

Ob Sie es glauben oder nicht: Kniebeugen sind besser geeignet, einen flachen Bauch zu bekommen als Sit-ups oder Bauchpressen und sie trainieren auch Ihren Oberkörper. Es gibt viele Übungen, die Sie machen können, um gute Resultate zu bekommen, aber aus meiner Erfahrung führt diese Übung zu den größten Erfolgen. Deshalb geht der Titel für die „Übung Nummer eins" an die Kniebeuge. Als Ganzes betrachtet, ist der Nutzen von Kniebeugen massiv. Auf die verschiedenen Varianten werde ich später eingehen.

Was ist so gut an der Kniebeuge?

Bei Kniebeugen handelt es sich um eine funktionelle, mehrgelenkige Bewegung. Die wesentliche Arbeit bei der Hoch-Tief-Bewegung verrichtet dabei die Bein-, Gesäß- und untere Rückenmuskulatur. Durch die Verteilung der Lasten auf mehrere Gelenke wird das Heben vereinfacht; es bietet eine gute Möglichkeit, auch schwere Gegenstände zu bewegen. Es ist eine natürliche Bewegung, in die Knie zu gehen. Kleinkinder machen es instinktiv richtig, während sich erwachsene Menschen damit schwer tun. Statt beim Aufheben eines Gegenstands in die Knie zu gehen, bücken sich Erwachsene fast immer mit einem krummen Rücken nach vorn. Dadurch entsteht ein hoher Anpressdruck auf die Bandscheiben, was früher oder später Rückenprobleme zur Folge hat.

Die Kniebeuge ist auch eine Position, die einige Kulturkreise einnehmen, wenn sie entspannen. Sie haben vielleicht schon einmal gesehen, wie Asiaten sich zum Gespräch hinhocken. Für uns Westeuropäer mag die Position nicht wirklich entspannend sein, doch für östliche Kulturkreise ist sie es durchaus.

Der größte Vorteil der Kniebeuge ist ihre Wirkung auf den Alltag

Wenn Sie nicht in der Lage sind, ordentlich in die Knie zu gehen, dann sind Sie wahrscheinlich auch nicht in der Lage, sich irgendwo hinzusetzen und wieder aufzustehen. Wenn Sie an Beinkraft verlieren und das Hinsetzen auf einen Stuhl und das Aufstehen schwierig werden, wird Ihre Lebensqualität deutlich sinken. Es ist von lebensnotwendiger Bedeutung, diese Grundbewegung während des ganzen Lebens nicht zu verlernen. Ohne diese Fähigkeit werden Sie in vielerlei Hinsicht Probleme bekommen.

Ein Kunde hat mir einmal gesagt: „Sebastian, ich kann keine Kniebeugen machen, weil meine Knie weh tun." Ich habe ihn daraufhin gefragt: „Wie fühlen sich Ihre Knie an, wenn Sie von einem Stuhl aufstehen?" Er entgegnete: „Oh, das ist kein Problem!" Danach haben wir ohne Probleme Kniebeuge-Übungen durchgeführt.

Wie und warum war er in der Lage, das zu tun? Zum „Wie" komme ich gleich, erst das „Warum": Seit mehreren Jahren beobachte ich Menschen beim Kniebeugen, und der häufigste Fehler, der mir auffällt, ist, dass die meisten Menschen in die Knie gehen und dabei ihr Gewicht nach vorn auf den Fußballen bzw. die Zehenspitzen verlagern und ihre Fersen den Boden verlassen. Das ist ein großer Fehler! Besonders den Knien tut das nicht gut, weil dadurch der Hauptdruck auf der Vorderseite der Oberschenkel und Kniegelenke lastet.

Wenn Sie sich dagegen auf einen Stuhl setzen, bleiben Ihre Füße flach auf dem Boden und Ihr Gewicht ist auf den Fersen, denn Ihr Gesäß wird nach hinten gedrückt, um sich hinzusetzen. Aus diesem Grund können einige Menschen zunächst keine Kniebeugen ausführen, aber ohne Probleme sitzen und stehen. Alles was wir in dieser Situation tun müssen, um der Person mit vielleicht schmerzenden Knien zu helfen, ist es, ihr eine richtige und sichere Kniebeugentechnik zu vermitteln.

Kniebeugen fördern Mobilität und Balance!

Wenn Menschen älter werden, gehen sie in der Regel immer schlechter. Dem können Sie vorbeugen: Indem Sie regelmäßig Kniebeugen machen, bleiben Ihre Beine und Ihr Rumpf stark. Das wiederum unterstützt Ihre Körperhaltung und Gleichgewichtsfähigkeit. Das wird immer wichtiger, je älter Sie werden, gerade auch in Hinblick darauf, Stürze zu vermeiden und sich besser und sicherer zu bewegen.

Es gibt Menschen, die wollen keine „dicken" Beine, weshalb sie keine Kniebeugen machen. Das ist ein Mythos: Nicht die Übungen machen dicke Beine, sondern eine schlechte Ernährungsweise und mangelnde Bewegung. Kniebeugen tun dem ganzen Körper gut, besonders aber der Rumpf- und Bauchregion. Eine Studie aus dem Jahre 2008 im „Journal of Strength & Conditio-

ning Research" hat ergeben, dass Kniebeugen und Kreuzheben die Bauchgegend besser entwickeln als Bauchübungen.

Kniebeugen erzielen eine Kräftigung des ganzen Körpers aufgrund der Stimulation, die sie hervorrufen. Ein erfolgreiches Training mit Kniebeugen begünstigt die Ausschüttung von mehr Testosteron und Wachstumshormonen, die Energie liefern und gut für die Gesundheit und Fettverbrennung sind. Kniebeugen sind großartige Fettkiller. Je mehr Muskelvolumen Sie haben, desto mehr Kalorien verbrennen Sie. Da Kniebeugen die Muskulatur des ganzen Körpers kräftigen, machen Sie ihn damit zu einem „Schmelzofen" für Fett. Jeder, der sportlich aktiv ist, gern schneller laufen oder höher springen möchte, sollte Kniebeugen in sein Trainingsprogramm integrieren, selbst wenn es ein reiner Ausdauersportler ist.

Welche Muskeln trainieren Sie mit den Kniebeugen?

Wie ich bereits erwähnt habe, führen Kniebeugen zu einer Kräftigung des ganzen Körpers; es wird also nicht nur der Unterkörper trainiert. Auch der Oberkörper wird mehr oder weniger stark gefordert; die Trainingswirkung ist abhängig von der Kniebeuge-Variante, die Sie wählen (siehe unten). Bei allen Varianten werden aber folgende Muskeln immer trainiert:
- die komplette Beinmuskulatur (u.a. Quadriceps femoris)
- das Gesäß (Gluteus)
- der Rücken (u.a. Erector spinae)
- die Schultern (Deltoideus)
- der Bauch (u.a. Rectus abdominis)

Wo können Sie Kniebeugen machen?

Kniebeugen können Sie praktisch überall ohne Hilfsmittel durchführen und Sie brauchen nicht einmal viel Platz dafür: in der Wohnung, im Garten, im Park oder im Fitness-Studio. Denn es ist nicht zwingend notwendig, Zusatzgewichte zu benutzen. Allein mit dem eigenen Körpergewicht bzw. durch Veränderung der Armhaltung, zum Beispiel indem man diese hinter dem Kopf verschränkt oder über dem Kopf ausstreckt, kann der Schwierigkeitsgrad deutlich erhöht werden.

Worauf müssen Sie bei den Kniebeugen achten?

Wie bereits oben erwähnt, ist die Kniebeuge eine der am häufigsten falsch ausgeführten Bewegungen, die in den Fitness-Studios des Landes zu beobachten sind. Wenn sich Knieprobleme oder Probleme im unteren Rücken einstellen, dann machen Sie höchstwahrscheinlich etwas falsch. Es ist auch wichtig, dass Sie tief genug in die Knie gehen, damit die Kniebeuge den bestmöglichen Effekt erzeugt. Sie müssen nicht unbedingt mit dem Gesäß den Boden berühren, aber je tiefer Sie mit sauberer Technik gehen und sicher wieder nach oben kommen können, desto besser.

Kniebeuge: Die richtige Übungsausführung

In der Ausgangsposition einer richtig ausgeführten Standard-Kniebeuge stehen Sie aufrecht, mit den Füßen etwas weiter als schulterbreit auseinander, Ihre Fußspitzen zeigen leicht nach außen. Ihre Fußsohlen sind flach auf dem Boden, d.h. Sie haben festen Bodenkontakt. Ihr Gewicht

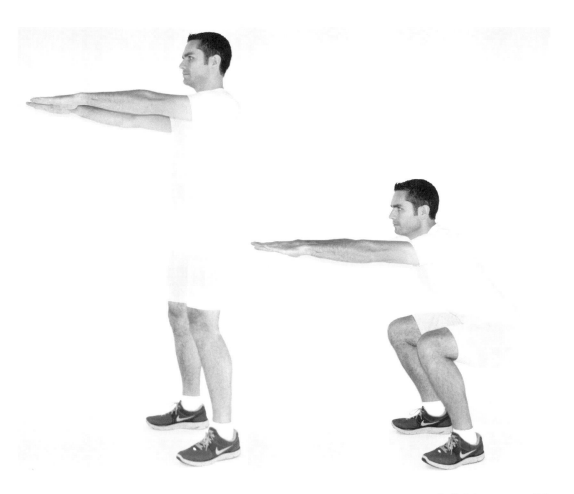

ruht auf den Fersen und Sie halten auch während der Bewegung die Knie auf einer Ebene mit den Füßen.

Beugen Sie dann die Knie, bis Ihre Oberschenkel parallel zum Boden sind oder tiefer (je tiefer desto besser). Drücken Sie Ihre Knie dabei nach außen, damit sie nicht nach innen „fallen". Strecken Sie Ihr Gesäß weit nach hinten hinaus, als würden Sie sich auf einen Stuhl setzen. Der Rücken bleibt dabei lang und gestreckt; vermeiden Sie es unbedingt, sich mit rundem Rücken vorzubeugen. Spannen Sie Ihre Bauchmuskulatur an und halten Sie den Kopf in Verlängerung des Rückens, d.h. Sie sollen nicht nach unten schauen!

Drücken Sie sich aus der tiefsten Position mit den Fersen wieder nach oben bis zur Ausgangsposition. Atmen Sie gleichmäßig – beim Beugen der Knie ein und beim Hochdrücken aus.

1. Welche Kniebeuge-Varianten gibt es?

Es gibt gut 30 verschiedene Varianten, Kniebeugen auszuführen – auch im Ausfallschritt oder einbeinig. Auf die fünf populärsten mit Zusatzgewicht möchte ich im Einzelnen eingehen:

Rücken-Kniebeuge mit der Langhantel

Bevor Sie die Langhantel-Kniebeuge durchführen, sollten Sie die richtige Technik der Standard-Kniebeugebewegung ohne Zusatzgewichte perfektioniert haben. Langhantel-Kniebeugen sind die vielleicht bekannteste Variante der Kniebeugen. Platzieren Sie die Stange auf dem oberen Rücken, am besten auf dem Trapezmuskel und der Schulterrückseite. Vermeiden Sie unbedingt, die Stange in den Nacken zu legen, da sonst eine zu große Last auf Ihre Halswirbelsäule einwirkt. Finden Sie eine einigermaßen komfortable, schmerzfreie Position. Haben

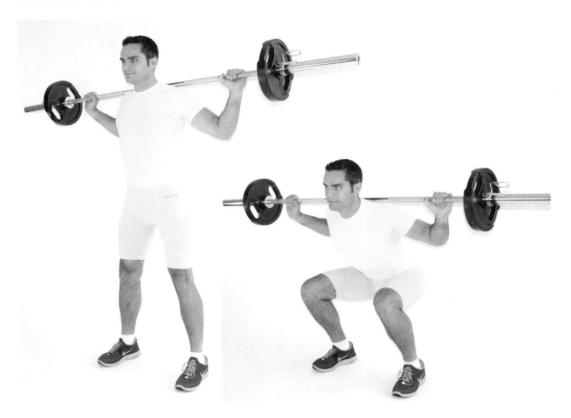

Sie im Idealfall immer jemanden an Ihrer Seite, während Sie die Kniebeugen ausführen, also einen Trainingspartner oder Trainer, der die korrekte Ausführung kontrolliert. Am sichersten trainieren Sie in einem Kniebeugenständer oder in einem sog. Power-Rack. Das ist eine Art Käfig, bei dem seitlich Unterstützungsstangen eingezogen werden können, welche die Hantel aufnehmen, wenn Sie aus der Hocke nicht mehr hochkommen.

Kasten-Kniebeuge

Wenn Sie Anfänger sind, sind Kasten-Kniebeugen genau das Richtige, um zu beginnen und die Technik zu lernen. Dafür benötigen Sie einen Kasten, eine Bank oder einen Stuhl. Diese Methode wird Ihnen helfen, Kniebeugen richtig auszuführen. Die Höhe des Kastens ist wichtig. Stellen Sie sicher, dass Ihre Hüfte tiefer liegt als

die Knie, wenn Sie sich auf den Kasten „setzen" bzw. mit dem Gesäß dessen Oberfläche berühren. Nur bei akuten Knieproblemen eignet sich für den Anfang besser ein höherer Kasten, der die Beinbeugung auf 90 Grad beschränkt.

Positionieren Sie sich vor einem Kasten, einer Bank oder einem Stuhl und verwenden Sie die Technik der Standard-Kniebeuge. Beugen Sie die Knie, bis Sie mit dem Gesäß kurz den Kasten berühren, und drücken Sie sich dann aus den Fersen wieder nach oben.

Kasten-Kniebeugen sind gut geeignet, um sich die richtige Haltung anzueignen. Versuchen Sie, die Belastung zu steigern, wenn Sie sicherer geworden sind. Je tiefer herunter Sie gehen, desto größere Erfolge werden Sie erzielen. Trainieren Sie zunächst mit dem eigenen Körpergewicht und den Armen in Vorhalte, bevor Sie Zusatzgewichte verwenden.

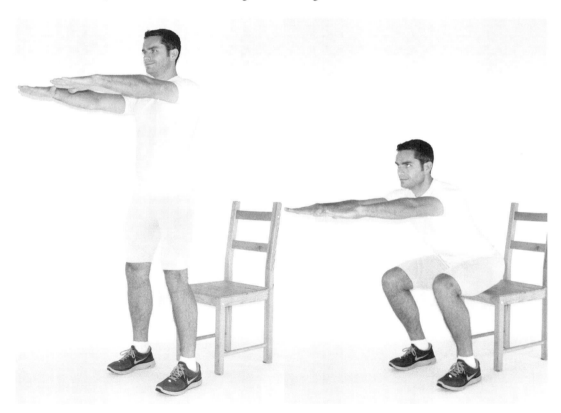

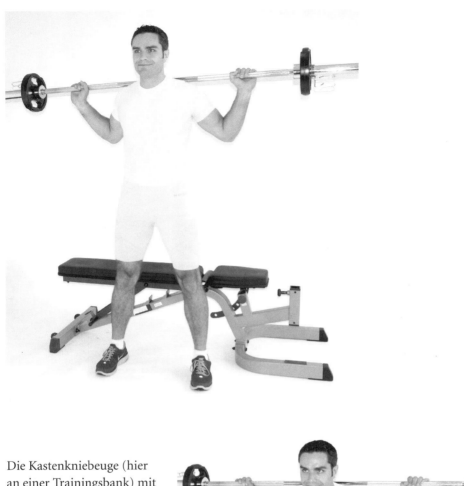

Die Kastenkniebeuge (hier an einer Trainingsbank) mit Gewicht.

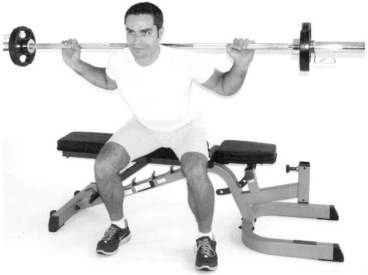

Kelch-Kniebeuge

Für diese Kniebeuge-Variante benötigen Sie eine Kurzhantel oder ein anderes Gewicht (zum Beispiel eine Hantelscheibe), welches Sie problemlos halten können. Halten Sie die Kurzhantel senkrecht zum Boden eng vor Ihrer Brust. Setzen Sie Ihre Füße etwas weiter als schulterbreit und drehen Sie die Fußspitzen etwas nach außen. Gehen Sie dann mit zurückgeschobenem Gesäß in die Hocke, halten Sie Ihre Brust aufrecht. Gehen Sie so tief wie möglich in die Knie – mit festem Bodenkontakt der Füße. Halten Sie Ihre Ellbogen innerhalb der Beine und drücken Sie sich aus den Fersen nach oben.

Die Kelch-Kniebeuge ist eine tolle Übung für Anfänger und eine gute Möglichkeit, Gewicht zur Kniebeuge hinzuzufügen, bevor Sie mit der Langhantelstange trainieren. Diese Art der Kniebeuge fördert die richtige Ausführung und trainiert stärker den Oberkörper und den Bauch, zusammen mit den Beinen.

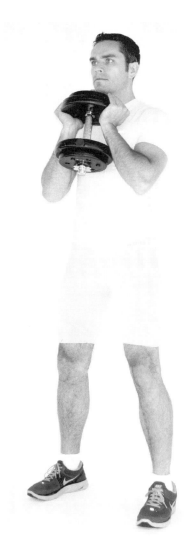

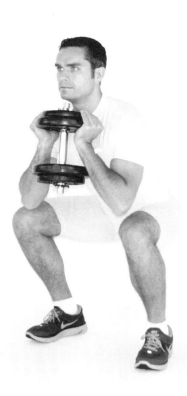

Kniebeuge mit Kurzhanteln

Für diese Übung benötigen Sie zwei Kurzhanteln, die Sie rechts und links vom Körper halten. Halten Sie Ihre Arme während der gesamten Bewegungsausführung seitlich vom Körper. Bei dieser Variante ist es besonders wichtig, darauf zu achten, das Körpergewicht nicht nach vorn auf die Fußballen zu verlagern, während Sie in die Knie gehen. Spannen Sie deshalb kräftig Ihre Rumpf- und Armmuskeln an. Achten Sie auf einen geraden Rücken und richten Sie Ihren Blick nach vorn. Üben Sie die Kniebeugen zunächst vor einem Stuhl oder einer Bank, indem Ihr Gesäß kurz die Sitzfläche berührt. Das erleichtert Ihnen das Erlernen einer sauberen Technik. Wählen Sie bei dieser Übung nicht allzu hohe Gewichte, da ein hohes Maß an Koordination gefragt ist.

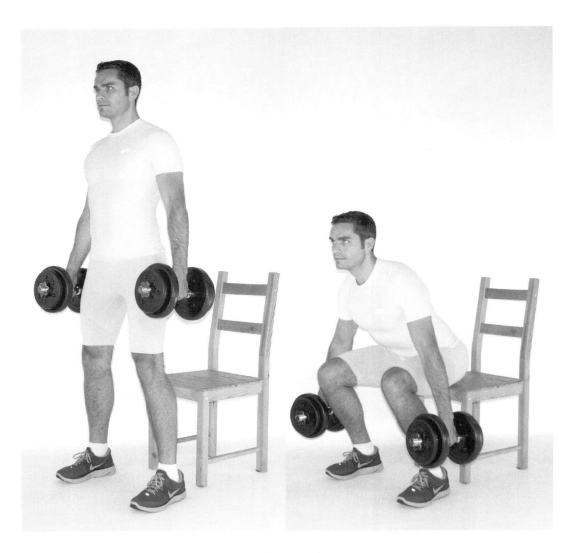

Front-Kniebeuge

Auch wenn Sie in Ihrem Training den Rücken-Kniebeugen mit der Langhantelstange auf den Schultern die Hauptrolle einräumen wollen, ist die Front-Kniebeuge eine gute Vorbereitungsübung zum Erlernen der Kniebeuge. Warum? Die Front-Kniebeuge setzt eine perfekte Körperhaltung voraus und verbessert die Beweglichkeit der Schulter – ein großer Vorteil in der vom Bankdrücken dominierten Welt des Krafttrainings. Bei Front-Kniebeugen wird üblicherweise ein geringeres Gewicht aufgelegt. Das erleichtert einen sauberen Bewegungsablauf.

In der Ausgangsposition halten Sie die Arme ausgestreckt in Schulterhöhe vor dem Körper. Die Handflächen zeigen nach unten. Dicht am Hals platzieren Sie nun auf der vorderen Seite des Schultermuskels eine Langhantelstange. Sie berühren die Stange ganz bewusst nicht mit den Händen. So lernen Sie, die Stange auf den Schultern zu halten.

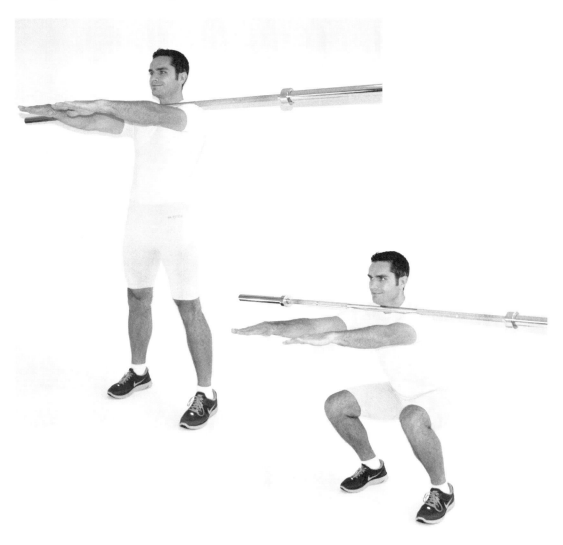

2. Kniebeuge-Varianten mit dem eigenen Körpergewicht

Schwere Zusatzgewichte wie Lang- oder Kurzhanteln sind bei der Kniebeuge nicht zwingend notwendig, um einen positiven Effekt zu erzielen. Allein durch die Veränderung der Armhaltung oder Beinstellung kann der Schwierigkeitsgrad erhöht werden. Durch die Verwendung von einfachen Hilfsmitteln wie einem Stuhl, Handtuch, Stab, Theraband oder Medizinball schaffen Sie darüber hinaus Abwechslung. Neben der Standard-Kniebeuge mit den Armen in Vorhalte stelle ich Ihnen folgende 13 Varianten von leicht zu schwer vor:

Stufe 1: Halbe Kniebeuge

Statt wie bei der Standard-Kniebeuge möglichst tief hinunter zu gehen, beugen sich bei der halben Kniebeuge Ihre Beine nur zur Hälfte des gewöhnlichen Bewegungsumfangs, also ca. 45 Grad. Das gibt Ihnen einen Vorgeschmack auf die zukünftige Belastung. Halbe Kniebeugen eignen sich auch wunderbar als Aufwärmübung des aktiven und passiven Bewegungsapparates, d.h. für die Muskulatur, Sehnen und Bänder.

Stufe 2: Stuhl-Kniebeuge

Platzieren Sie sich vor einem Stuhl, dessen Oberkante der Lehne Sie bei jeder Kniebeuge mit Ihren ausgestreckten Armen berühren. So bekommen Sie ein Gefühl dafür, wie tief hinunter Sie gehen müssen, um einen rechten Winkel im Kniegelenk zu haben bzw. damit Ihre Oberschenkel parallel zum Boden sind. Alternativ können Sie auch die Kante eines Tisches oder einer Fensterbank nutzen, um die Abwärtsbewegung zu kontrollieren und den richtigen Endpunkt wahrzunehmen.

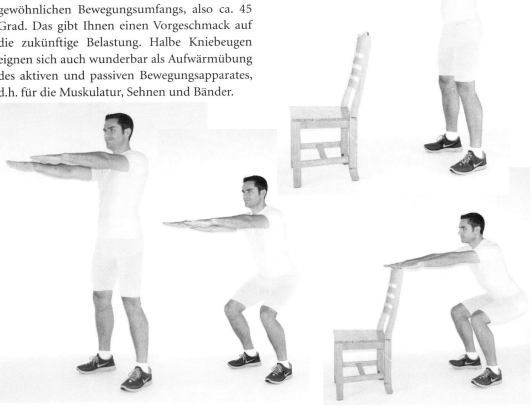

Stufe 3: Wand-Kniebeuge

Halten Sie ein zusammengerolltes Handtuch gespannt hinter Ihrem Rücken und stellen Sie sich möglichst dicht vor eine Wand mit Blickrichtung zur Wand. Führen Sie jetzt standardgemäß die Kniebeuge aus. Bei der Wand-Kniebeuge können Sie gut die korrekte Technik mit möglichst aufrechtem Oberkörper erlernen. Wenn Sie sich zu weit nach vorn lehnen, stoßen Sie sich die Nase.

Stufe 4: Häftlingskniebeuge

Verschränken Sie wie ein „Gefangener" Ihre Hände hinter dem Kopf und drücken Sie Ihre Ellbogen nach hinten. Dadurch aktivieren Sie zusätzlich Ihre obere Rückenpartie und die Schultern. Häftlingskniebeugen sind insofern schwieriger, da Sie Ihre Arme nicht zum Balancieren benutzen können. Vermeiden Sie es, den Kopf mit den Händen nach vorn zu drücken. Ihre Halswirbelsäule sollte immer in Verlängerung der Brustwirbelsäule bleiben.

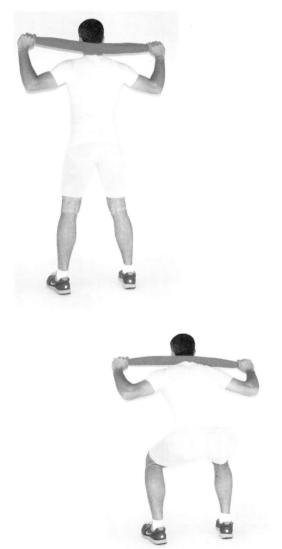

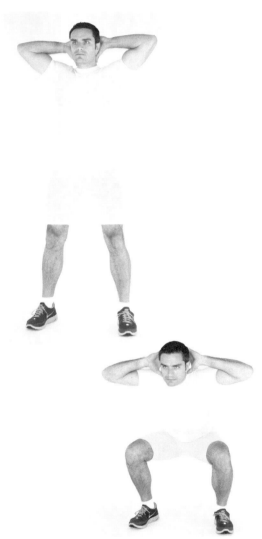

Stufe 5: Enten-Kniebeuge

Drehen Sie bei der Enten-Kniebeuge Ihre Fuß-spitzen etwas weiter nach außen als bei der Standard-Kniebeuge. Drücken Sie auch Ihre Knie aktiv nach außen, während Sie die Beine beugen. Dadurch spannen Sie intensiv Ihre Oberschenkelaußenseiten sowie Ihr Gesäß mit an. Auch wenn die Fußstellung etwas anders ist, sollten sich Ihre Knie in der Beugephase nicht nach vorn über die Fußspitzen bewegen. Ihr Körpergewicht soll auf der Ferse ruhen.

Stufe 6: Sumo-Kniebeuge

Die Sumo-Kniebeuge ist eine erweiterte Form der Enten-Kniebeuge. Stellen Sie Ihre Füße weit auseinander und drehen Sie Ihre Zehenspitzen noch weiter nach außen als bei der Enten-Kniebeuge. Achten Sie darauf, dass Ihre Knie während der Beugephase nicht nach innen fallen. Drücken Sie Ihre Knie also immer nach außen. Die Sumo-Kniebeuge betont Ihren Hüftstrecker und trainiert intensiv die Oberschenkel und den Po. Japanische Sumo-Ringer wußten schon immer um die Trainingswirkung dieser Kniebeugenvariante; auch Sie können davon profitieren!

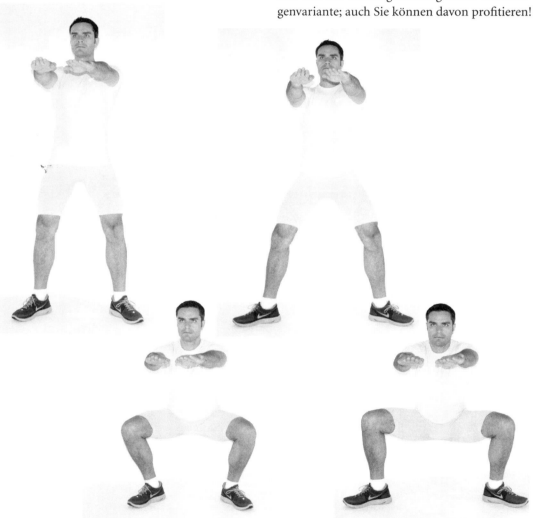

Stufe 7: Plié-Kniebeuge

„Plié" ist eine typische Ausgangsstellung im Ballett. Das Wort kommt aus dem Französischen und bedeutet „gebeugt" oder „geknickt". Die Ausgangsstellung ist wie bei der Sumo-Kniebeuge (breiter Stand, Zehenspitzen zeigen nach außen). Die Knie bleiben während der Bewegung immer über den Fußspitzen. Wenn Sie an der tiefsten Position der Kniebeuge angelangt sind, heben Sie Ihre Fersen an. Das erfordert ein gutes Gleichgewicht und kräftigt zusätzlich die Waden. Erst danach drücken Sie sich wieder nach oben. Eine Abwandlung dieser Kniebeuge wäre, in der tiefen Position zu bleiben und nur die Fersen wiederholt anzuheben. Die Oberschenkel bleiben dadurch angespannt und werden statisch belastet.

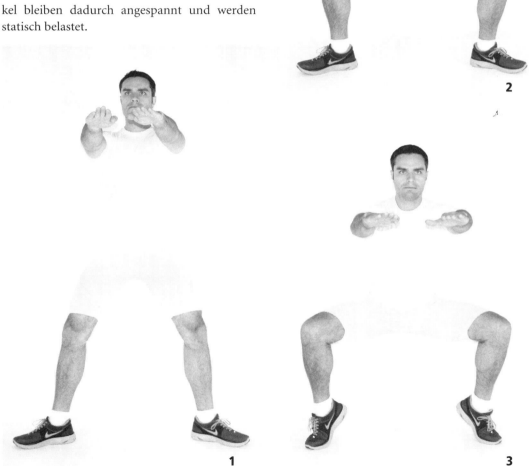

2

1

3

Stufe 8: T-Kniebeuge

Spreizen Sie Ihre Arme seitlich vom Körper ab, sodass diese parallel zum Boden sind. In der Ausgangsposition bildet Ihr Körper somit die Form des Buchstabens „T". Wenn die Arme in dieser Position gehalten werden, spannen Sie Ihre Schultermuskulatur an. Wenn Sie zusätzlich die Arme noch etwas nach hinten drücken, wird Ihr oberer Rücken mit aktiviert. Nur durch die Veränderung der Armhaltung fühlt sich die Kniebeuge jetzt ganz anders an. Auch wenn Rücken und Schultern jetzt stärker gefordert werden, sollte Ihre Kniebeuge in der Ausführung perfekt bleiben.

Stufe 9: Y-Kniebeuge

Bei der Y-Kniebeuge formen Ihre Arme den Buchstaben „Y", das heißt Sie werden schräg nach oben gestreckt. Das erhöht den Schwierigkeitsgrad gegenüber der T-Kniebeuge. Wenn Sie in die Knie gehen, sollten Ihre Arme auf einer Ebene mit Ihrem Rücken bleiben. Also auch hier gilt es, die Arme nach hinten zu drücken. Wie bei der T-Kniebeuge aktivieren Sie hierbei Ihre Schultern und Ihren Rücken. Selbst wenn es Ihnen zunehmend schwerfällt, versuchen Sie die Arme gestreckt in Verlängerung des Rückens zu halten. Haben Sie noch Kraft, dann nehmen Sie zwei Äpfel als „Zusatzgewichte" in die Hände. Wenn Sie stärker werden, dürfen es auch etwas schwerere Zusatzgewichte sein.

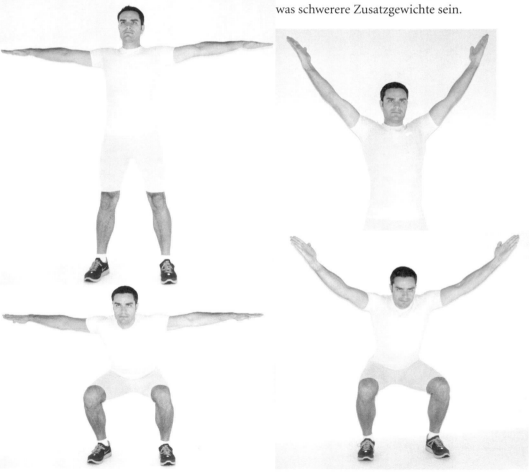

Stufe 10: Überkopf-Kniebeuge mit Stab

Die Überkopf-Kniebeuge ist die erweiterte Form der Y-Kniebeuge. Ein leichter Stab aus Holz, Plastik, ein Besenstiel oder auch ein gespanntes Theraband eignet sich für diese Übung, denn das Gewicht ist nicht entscheidend. Halten Sie den Stab senkrecht über dem Kopf und behalten Sie diese Stellung in der Kniebeugephase bei. Bewegen Sie den Stab also nicht nach vorne. Das ist auch eine geeignete Übung, um Ihre Schulterbeweglichkeit zu verbessern!

Stufe 11: Rucksack-Kniebeuge mit Theraband

Stellen Sie sich schulterbreit auf ein Theraband, umfassen Sie beide Enden und spannen Sie beide Enden über Ihre Schultern wie einen Rucksack. Halten Sie das Theraband zu jeder Zeit straff. Das gibt Ihnen einen zusätzlichen Widerstand. Achten Sie besonders darauf, dass Ihr Rücken gerade bleibt. Ziehen Sie am Theraband, während Sie in die Knie gehen. Die Übung ist zunächst ungewohnt, hat aber aufgrund der permanenten Spannung des Therabandes einen großen Effekt.

Stufe 12: Kniebeuge mit Medizinballdrücken

Halten Sie einen Medizinball eng vor Ihrer Brust und drücken Sie diesen nach oben, während Sie in die Knie gehen. Halten Sie dabei Ihre Arme in Verlängerung des Rückens. Bei dieser Übung werden Sie garantiert Ihren gesamten Rücken spüren; auch die Schultern müssen stark mitarbeiten. Oft reicht dafür schon ein 1 kg schwerer Medizinball. Fixieren Sie am besten schräg oben einen Punkt mit den Augen, dem Sie den Ball in der Beinbeugephase entgegen strecken. Als alternative Medizinball-Variante können Sie den Ball während der Kniebeuge auch eng vor der Brust halten (Kelch-Kniebeuge) und anschließend senkrecht über den Kopf drücken, bevor Sie sich wieder aufrichten.

Stufe 13: Einbeinige Pistolen-Kniebeuge am Stuhl

Diese sehr intensive Übung wird auch als „Pistol Squats" bezeichnet. Die Kniebeuge auf einem Bein ist die wohl anspruchsvollste Variante, da statt beiden nun ein Bein Ihr komplettes Körpergewicht halten, absenken und nach oben stemmen muss. Es ist die Königsübung aller Kniebeugefans. Zum Erlernen der Pistolen-Kniebeuge sollten Sie sich vor einen Stuhl stellen, da Sie so ein Nachhintenfallen verhindern. Während sich Ihr Standbein beugt, schieben Sie Ihr Schwungbein gestreckt nach vorn wie einen Pistolenlauf. Das ganze Körpergewicht wird jetzt vom Standbein getragen. Gehen Sie so tief, wie Sie gewährleisten können, dass Sie sich wieder nach oben drücken können. Als Anfänger der Pistolen-Kniebeuge können Sie sich auch auf den Stuhl setzen und anschließend einbeinig nach oben drücken.

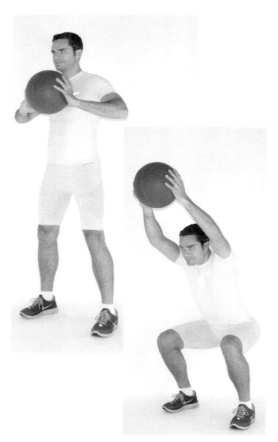

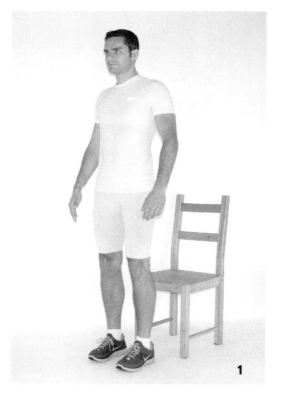

1

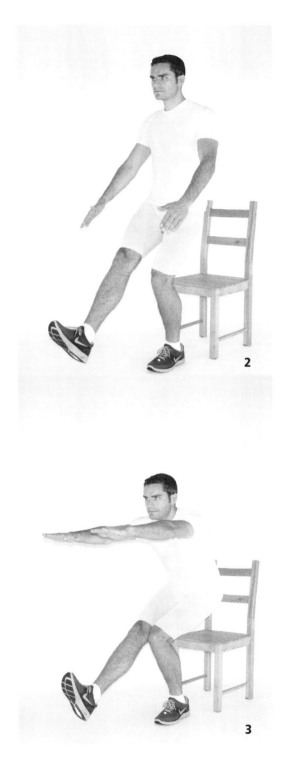

2

3

Welche Variante ist am effektivsten?

Pauschal lässt sich nicht sagen, welche Kniebeuge-Variante am effektivsten ist. Das hängt ganz von Ihren Trainingszielen ab. Während z.B. Kelch-Kniebeugen eher die Brust und die Schultern fordern, ist es bei den Langhantel-Kniebeugen der Rücken, der – neben den Beinen und dem Gesäß – verstärkt arbeiten muss. Prinzipiell kann beim Langhantel-Kniebeugen das größte Gewicht aufgelegt werden, wodurch auch die Beinmuskulatur am meisten gefordert wird.

3. Wie trainieren Sie Kniebeugen von ganz leicht zu schwer?

Eine schlechte Technik führt häufig dazu, mit zu viel Gewicht zu trainieren. Umgekehrt ist es ebenso: Zuviel Gewicht führt zu einer schlechten Technik. Meistern Sie zunächst die Kniebeuge mit dem eigenen Körpergewicht, bevor Sie mit leichten Zusatzgewichten trainieren und sich dann allmählich steigern.

Progressionsstufen bei der Kniebeuge

Zum Erlernen der Kniebeuge und zur Anpassung Ihres Körpers an die Belastung empfehle ich Ihnen, in der Reihenfolge vorzugehen wie auf den folgenden Seiten demonstriert.

Erst wenn Sie eine Stufe perfekt und technisch sauber beherrschen, sollten Sie zur nächsten Stufe übergehen. Falls Sie nicht jede Progressionsstufe ausführen können, ist das nicht weiter schlimm: Überspringen Sie einfach eine Stufe und machen Sie auf der nächsten weiter.

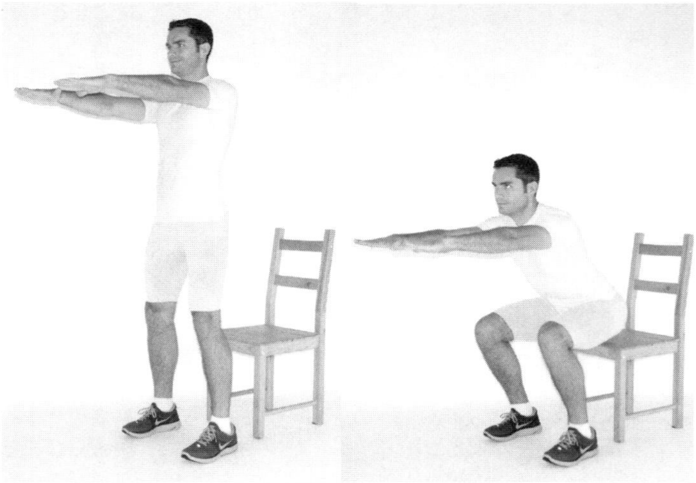

Stufe 1: Kasten-Kniebeuge mit
dem eigenen Körpergewicht
(Arme in Vorhalte)

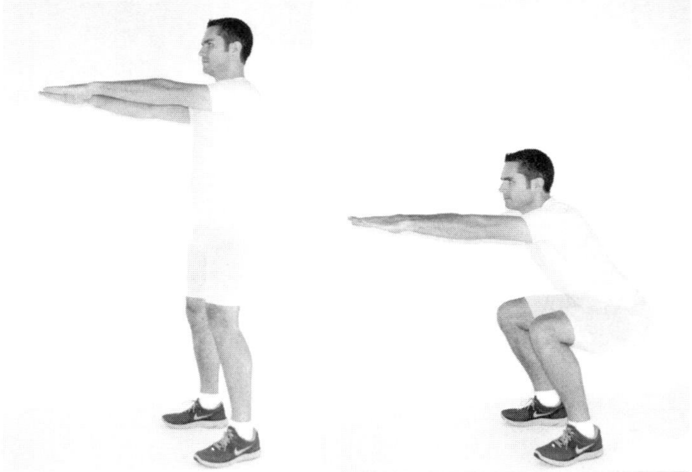

Stufe 2: Kniebeuge mit dem
eigenen Körpergewicht bzw.
Standard-Kniebeuge
(Arme in Vorhalte)

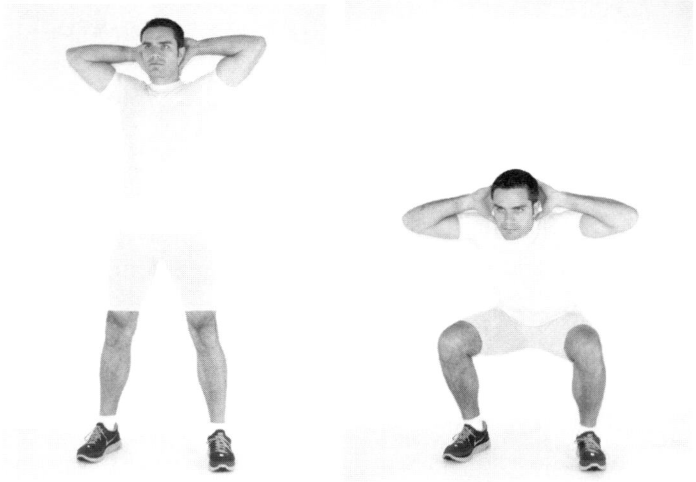

Stufe 3: Kniebeuge mit dem
eigenen Körpergewicht (Hände
hinter dem Kopf verschränkt/
Häftlingskniebeuge)

Stufe 4: Kelch-Kniebeuge am Kasten mit einer Kurzhantel vor der Brust gehalten

Stufe 5: Kelch-Kniebeuge mit einer Kurzhantel vor der Brust gehalten

Stufe 6: Kasten-Front-Kniebeuge mit Langhantelstange (Arme in Vorhalte)

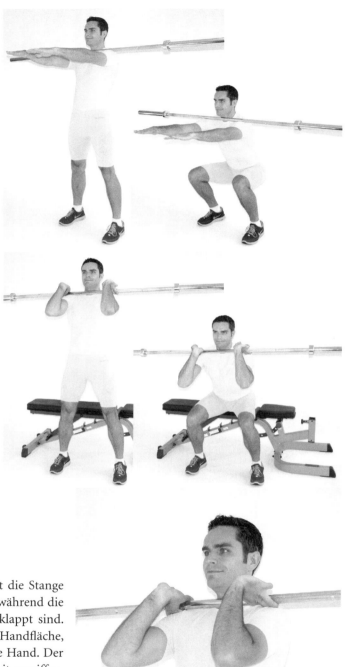

Stufe 7: Front-Kniebeuge mit
Langhantelstange (Arme in
Vorhalte)

Stufe 8: Kasten-Kniebeuge mit
Langhantelstange im Clean Grip*

*Clean Grip: Beim Clean Grip liegt die Stange
auf dem vorderen Schulterbereich, während die
Hände zum Handrücken hin abgeklappt sind.
Die Stange lastet dabei nicht auf der Handfläche,
sondern auf zwei bis vier Fingern je Hand. Der
Clean Grip wird in etwa schulterbreit gegriffen.
Der Griff sollte in jedem Fall breit genug sein,
damit die Oberarme nahezu parallel zum Boden
sind und die Ellbogen nach vorn zeigen.

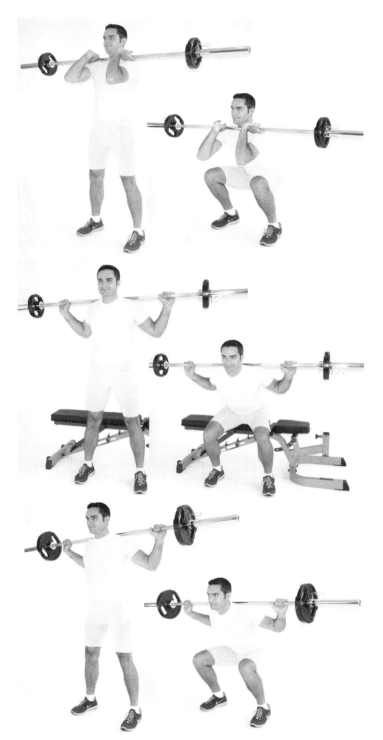

Stufe 9: Kniebeuge mit einer
beladenen Langhantelstange im
Clean Grip

Stufe 10: Kasten-Kniebeuge mit
Langhantelstange auf den
Schultern

Stufe 11: Kniebeuge mit
Langhantelstange auf den
Schultern

Sind Kniebeugen für den Bauch besser als Bauchpressen?

Es gibt einige Studien, die belegen, dass Kniebeugen die Bauchmuskeln effizienter trainieren als Sit-ups oder Bauchpressen. Eine technisch sauber ausgeführte Kniebeuge mit Gewichten erfordert enorm viel Rumpfkraft und alle Muskeln in der Bauchregion werden benötigt, um die Balance und eine gute Form beizubehalten. Darüber hinaus sind Kniebeugen wunderbare Fettkiller aufgrund der Hormonausschüttung; das wird Ihnen zu einem schlankeren, muskulöseren Körper verhelfen. Wenn Sie starke Bauchmuskeln möchten, dann versuchen Sie, mehr Kniebeugen in Ihr Training zu integrieren!

Es ist keine Frage, dass die Kniebeuge für mich die wichtigste Übung überhaupt ist. Jeder sollte sie in sein Training einbinden. Ich sage nicht, dass Sie jeden Tag Kniebeugen trainieren sollten, aber zumindest einmal pro Woche. Die Vorteile sind enorm und mit den vielen Varianten werden Sie viel Abwechslung haben, sodass Ihnen nicht langweilig wird.

Stellen Sie auch sicher, dass Sie zumindest am Anfang jemanden an Ihrer Seite haben, der Ihre Haltung kontrolliert, bevor Sie mit Gewichten arbeiten. Abgesehen von den Kniebeugen im Parallelstand, wie ich sie oben beschrieben habe, gibt es die Kniebeugen im Ausfallschritt. Diese werde ich im folgenden Abschnitt behandeln.

4. Kniebeugen: Vorteile auf einen Blick

- Ganzkörperkräftigung, insbesondere Kräftigung der kompletten Streckerkette
- natürliche, alltägliche Bewegung
- verbesserte Fettverbrennung
- athletischere Figur
- stärkerer Rumpf
- Förderung von Mobilität, Gleichgewichtssinn und Körperhaltung
- Sturzvorbeugung
- Schmerzfreiheit in den Knien
- langanhaltende Fitness

5. Kniebeugen im Ausfallschritt

Mit Kniebeugen im Ausfallschritt trainieren Sie die einbeinige Kraft. Diese spielt in vielen Trainingsprogrammen noch eine untergeordnete Rolle, obwohl sie entscheidend zur Entwicklung von Schnellkraft, Balance und Propriozeption (Eigenempfindung) sowie zur Vorbeugung von Verletzungen beiträgt. Die einbeinige Kraft ist der Inbegriff der funktionellen Kraft der Beine. Heutzutage sind einbeinige Übungen auch Bestandteil von Rehabilitationsprogrammen nach Knieverletzungen.

Die folgenden Übungen habe ich in vier Schwierigkeitsgrade unterteilt. Sie sollten immer mit dem ersten Schwierigkeitsgrad beginnen und diesen zwei bis drei Wochen trainieren. Am Anfang setzen Sie am besten nur Ihr Körpergewicht ein. Von Woche zu Woche können Sie die Wiederholungszahl von acht auf zehn und schließlich auf zwölf Wiederholungen steigern. Wenn Sie noch keine Erfahrung mit einbeinigen Übungen haben, sollten Sie in dieser Phase unter keinen Umständen Zusatzgewichte einsetzen. Außerdem sollten Sie niemals weniger als fünf Wiederholungen einer Übung absolvieren. Beherrschen Sie den Bewegungsablauf, können Sie entweder die gleiche Übung auf instabilem Untergrund absolvieren (z.B. auf einem Balance-Pad) oder zum nächsten Schwierigkeitsgrad übergehen.

Stufe 1: Kniebeugen im Ausfallschritt

Die Kniebeuge im Ausfallschritt ist eine einfach durchzuführende Übung zur Entwicklung einbeiniger Kraft. Sie verbessert auch die Beweglichkeit des Hüftbeugers. Nehmen Sie in der Ausgangsposition eine weite Schrittstellung ein. Aber Achtung: Bei dieser Übung werden keine Ausfallschritte im Wechsel (siehe „alternierende Ausfallschritte") ausgeführt. Die Füße werden nämlich nicht bewegt.

Die richtige Übungsausführung

Achten Sie darauf, dass beide Füße stabil auf dem Boden stehen. Senken Sie die Hüfte, bis das hintere Knie den Boden berührt. Das vordere Knie befindet sich über dem Fußgelenk und bewegt sich *nicht* nach vorne. Der Oberkörper ist aufrecht und eher leicht nach hinten geneigt, die Brust herausgedrückt, die Hände befinden sich hinter dem Kopf. Drücken Sie sich über die Ferse des Vorderfußes wieder nach oben. Führen Sie so viele Wiederholungen aus wie möglich, und wechseln Sie dann zum anderen Bein.

Sie können bei der Übung auch Kurz- oder Langhanteln einsetzen: entweder eine Kurzhantel eng vor der Brust gehalten (Kelch-Kniebeuge im Ausfallschritt), zwei Kurzhanteln seitlich vom Körper hängend oder eine Langhantelstange hinter dem Kopf (Rücken-Kniebeuge im Ausfallschritt). In der Endposition fühlen Sie eine leichte Dehnung im Hüftbeuger.

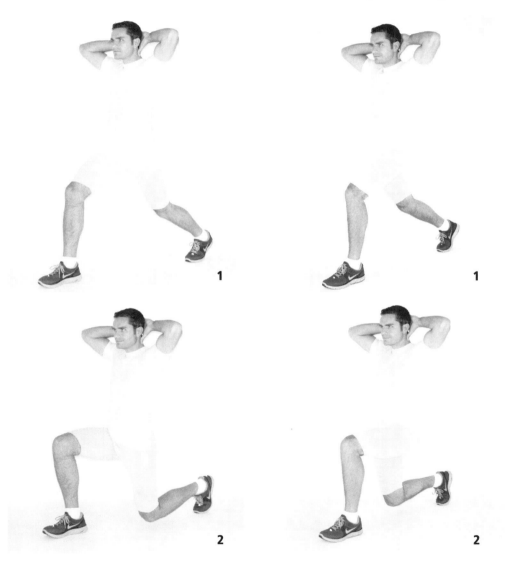

Aus eigener Erfahrung kann ich sagen, dass die Vorderseite des hinteren Oberschenkels bei der Übung am meisten beansprucht wird. Abgesehen von der Entwicklung der Kraft wird hierbei auch wunderbar die Koordination im Allgemeinen und die Gleichgewichtsfähigkeit im Besonderen geschult. Außerdem wird der Hüftbeugemuskel des hinteren Beines gedehnt.

Stufe 2: Überkopf-Kniebeuge im Ausfallschritt

Im Unterschied zur Kniebeuge im Ausfallschritt mit den Händen hinter dem Kopf wird bei dieser Übung eine Stange mit durchgestreckten Armen senkrecht über dem Kopf gehalten (es kann genauso gut ein Stab, Besenstiel, Theraband oder Ähnliches sein). Diese Übung verbessert die Beweglichkeit des Hüft- und Schulterbereichs. Außerdem stimuliert sie die für die Ausdehnung des Brustkorbs verantwortliche Muskulatur und trägt dadurch zu einer besseren Körperhaltung bei. Sie trainiert also gleichzeitig die einbeinige Kraft und die Beweglichkeit sowohl des Unter- als auch des Oberkörpers und stellt damit eine hocheffektive Übungsform dar. Führen Sie so viele Wiederholungen aus wie möglich, und wechseln Sie dann zum anderen Bein.

Sie sollten die Langhantelstange nicht mit Gewichtsscheiben beschweren. Zum einen wäre das zu bewältigende Gewicht für die meisten Trainierenden in diesem Fall zu schwer, zum anderen lastet dann zuviel Druck auf der Wirbelsäule. Das Gewicht ist bei dieser Übung nicht entscheidend. Es geht viel mehr darum, den Brustkorb zu öffnen sowie den Bewegungsumfang des Schultergelenks zu verbessern.

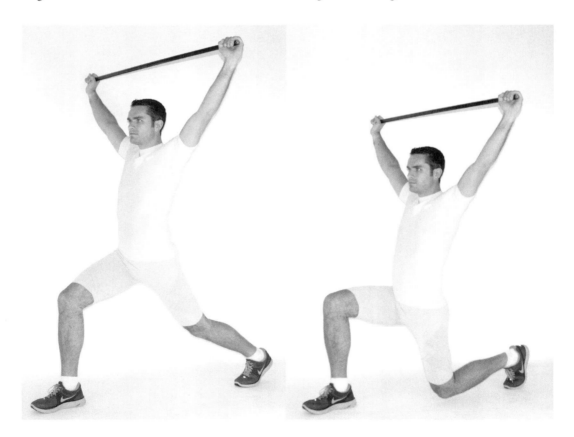

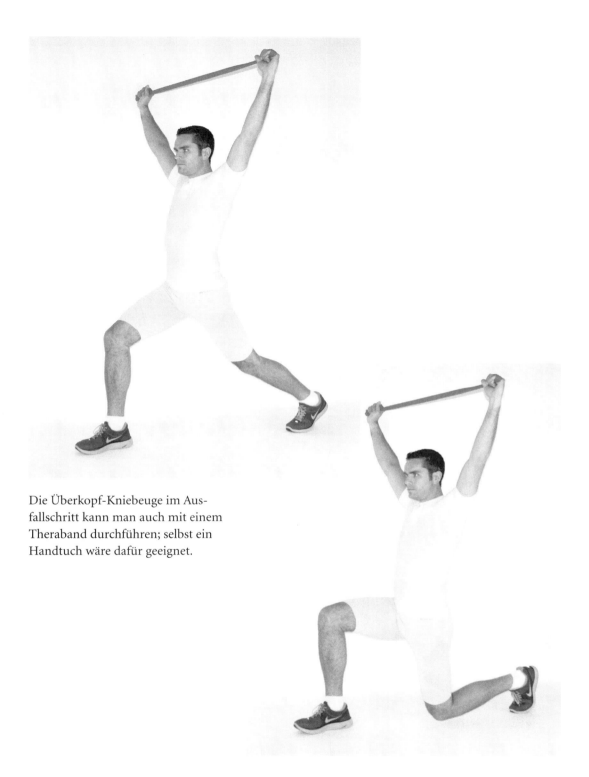

Die Überkopf-Kniebeuge im Aus-
fallschritt kann man auch mit einem
Theraband durchführen; selbst ein
Handtuch wäre dafür geeignet.

Stufe 3: Bulgarische Kniebeuge im Ausfallschritt

Bei der bulgarischen Kniebeuge im Ausfallschritt ist der hintere Fuß erhöht. Legen Sie diesen auf einem Stuhl oder einer Bank ab. Dadurch wird Instabilität in den Bewegungsablauf gebracht. Während der vordere Fuß sicher auf dem Boden ruht, kann das hintere Bein in der Senkphase nicht viel zur Stabilisierung beitragen. Aus dieser Position senken Sie den Körperschwerpunkt so weit ab, bis der vordere Oberschenkel waagerecht zum Boden ist und das hintere Knie fast den Boden berührt. Führen Sie so viele Wiederholungen aus wie möglich, und wechseln Sie dann zum anderen Bein.

Ebenso wie die leichtere Form der „Kniebeuge im Ausfallschritt" verbessert auch diese Variante die Beweglichkeit des Hüftbeugers. Sie kann ohne Zusatzgewicht ausgeführt werden, wobei von Woche zu Woche die Wiederholungen gesteigert werden sollten (z.B. 8-10-12). Alternativ können Sie auch Kurz- oder Langhanteln einsetzen und drei Sätze mit mindestens fünf Wiederholungen absolvieren.

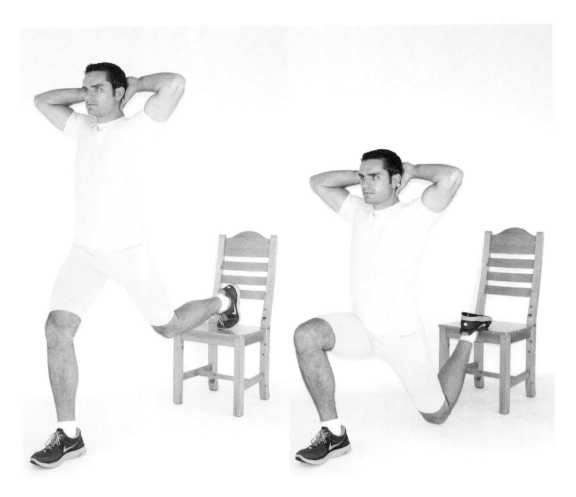

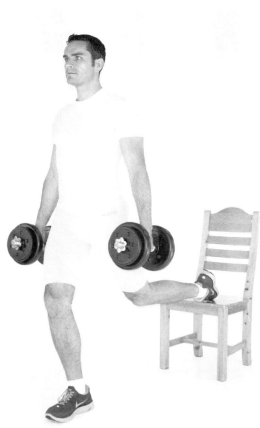

Mit Kurzhanteln in den Händen wird die bulgarische Kniebeuge sehr anstrengend. Schon verhältnismäßig geringe Gewichte führen zu einem guten Trainingseffekt. Sie eignet sich daher als guter Ersatz für das Training zu Hause, wenn keine schweren Langhantelkniebeugen durchgeführt werden können. Falls die Gewichte zu schwer werden, kann man sich in der tiefen Position und bei gestrecktem Rücken (um Verletzungen vorzubeugen) einfach vorneigen, um die Hanteln auf dem Boden abzulegen.

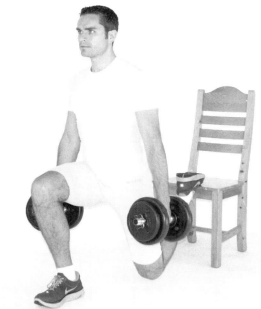

Stufe 4: Alternierender Ausfallschritt

Der alternierende Ausfallschritt ist eine weitere, sehr effektive einbeinige Übung und wird oft irrtümlich als einfache Variante der Kniebeuge angesehen. Tatsächlich ist es aber eine gute Ergänzung dazu. Was den alternierenden Ausfallschritt so schwierig und damit so wertvoll macht, ist, dass die Beinmuskulatur den sich bewegenden Oberkörper abstoppen muss. Auf diese Abstoppbewegung müssen die Beine ausreichend vorbereitet sein, was den hohen Schwierigkeitsgrad erklärt. Die alternierenden

Ausfallschritte bieten außerdem eine gute dynamische Dehnung des Hüftbereichs und sollten schon alleine aus diesem Grund Bestandteil jedes Kraft- und Aufwärmprogramms sein. Insbesondere Sportler, die Probleme mit der Leiste oder dem Hüftbeuger haben, profitieren von dieser Übung.

In der Ausgangsstellung stehen Sie aufrecht und mit beiden Füßen nebeneinander auf dem Boden. Die Hände halten Sie hinter dem Kopf. Machen Sie nun einen großen Ausfallschritt nach vorne. Die Länge des Schrittes sollte in et-

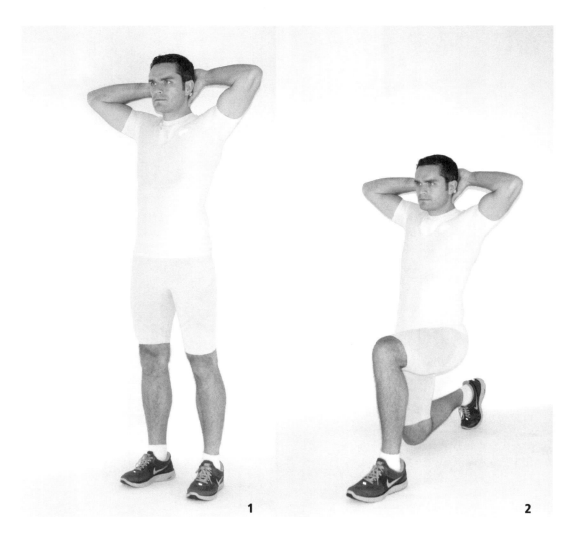

1

2

wa Ihrer Körpergröße entsprechen. Der Schritt sollte lang genug sein, um den Hüftbeuger des hinteren Beines zu dehnen. Während der gesamten Bewegung sollte Ihr Rücken stets angespannt und der Oberkörper aufrecht sein.

Schließlich drücken Sie sich mit dem Vorderfuß ab, um in die Ausgangsposition mit nebeneinanderstehenden Füßen zurückzugelangen. Dann führen Sie mit dem anderen Bein einen großen Ausfallschritt nach vorn aus. Also immer im Wechsel rechts und links – Ausgangsposition und Ausfallschritt mit dem rechten Bein, zurück in die Ausgangsposition und Ausfallschritt mit dem linken Bein, usw.

Im Kraftausdauertraining sollten Sie diese Übung mindestens 15 mal pro Bein absolvieren. Sie kann auch gut in ein Zirkeltraining eingebaut werden, wo sie mit anderen Übungen kombiniert wird. Beginnen Sie zunächst mit dem eigenen Körpergewicht (Hände hinter dem Kopf verschränkt). Später können Sie auch Kurzhanteln, die Sie rechts und links vom Körper halten, als Zusatzgewichte verwenden.

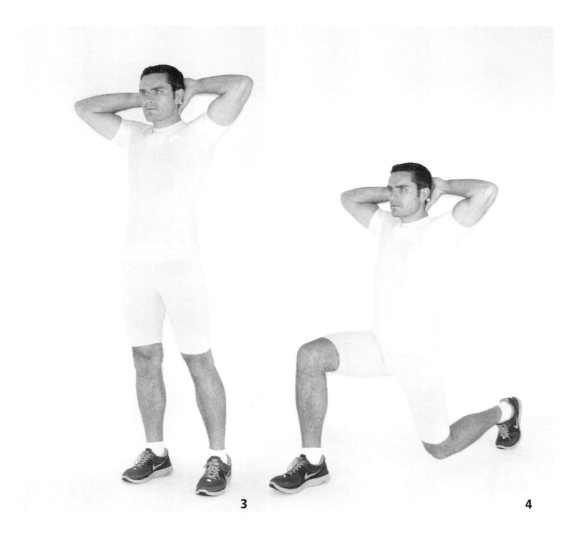

3   4

6. Weitere Varianten der Kniebeuge im Ausfallschritt

Neben den oben beschriebenen Varianten haben Sie folgende Alternativen, um Abwechslung in Ihr Training zu bringen. Darin enthalten sind auch Seitwärtskniebeugen und Gleitausfallschritte sowie Varianten, die alle Bewegungsrichtungen berücksichtigen: nach vorne, hinten, zur Seite, diagonal und über Kreuz. Die Übungen sind von leicht zu schwer aufgelistet.

Kniebeuge im Ausfallschritt mit hängenden Armen

Lassen Sie die Arme locker neben dem Körper hängen. Diese Variante ist leichter, als wenn die Hände hinter dem Kopf verschränkt sind, denn Sie können die Arme zum Balancieren nutzen. Haben Sie Probleme, das Gleichgewicht zu halten, können Sie sich zunächst auch seitlich an einem Tisch oder einem Fensterbrett festhalten. Bewegen Sie das hintere Knie langsam Richtung Boden, ohne dass sich das vordere Knie nach vorn bewegt. Lassen Sie Ihren Oberkörper möglichst aufrecht.

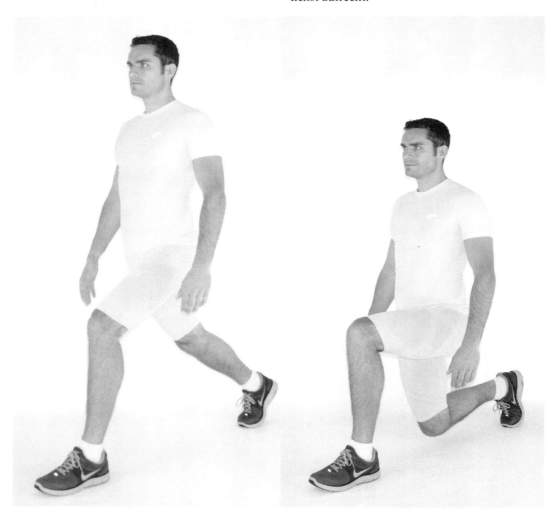

Kniebeuge im Ausfallschritt in kleiner Schrittstellung

Die Hände sind hinter dem Kopf und die Schrittstellung ist kleiner als gewöhnlich. Der Weg nach unten ist für das hintere Knie dadurch weiter. Diese Variante erfordert gute Balance. Sie vergrößern mit dieser Übung die Beweglichkeit der Sprung-, Knie- und Hüftgelenke, steigern Ihre Kraft und verbessern das Gleichgewichtsgefühl.

Kniebeuge im Ausfallschritt mit nach oben gestreckten Armen

Strecken Sie die Arme lang nach oben aus und halten Sie diese senkrecht über dem Kopf. Die Bewegung der Kniebeuge im Ausfallschritt bleibt die gleiche. Sie können auch eine gespannte Handtuchrolle oder einen Stab (z.B. einen Besenstiel) hochhalten. Diese Variante fördert ebenfalls die Beweglichkeit Ihrer Hüft- und Schultergelenke. Außerdem wird Ihre rumpfaufrichtende Muskulatur der Brustwirbelsäule aktiviert.

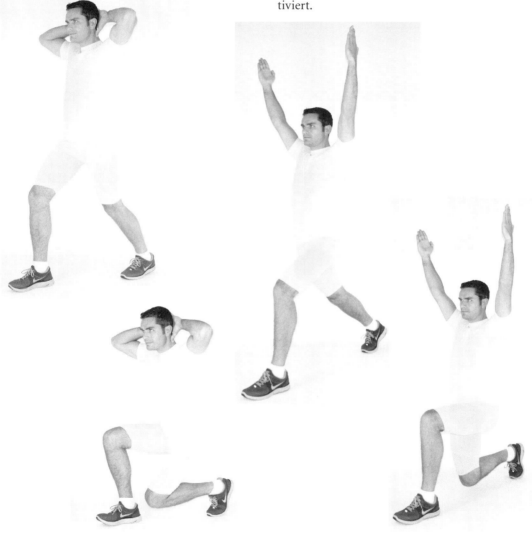

Kniebeuge im Ausfallschritt mit hinten erhöhtem Bein

Stellen Sie Ihren hinteren Fuß auf eine Stufe. Dadurch erweitern Sie den Bewegungsbereich der Kniebeuge, was die Beweglichkeit im Hüftgelenk noch weiter verbessert. Der Hüftbeugemuskel wird besonders in der tiefen Bewegungsphase stark gedehnt. Übrigens kann ein flexibler Hüftbeuger auch Problemen im unteren Rücken (Lendenwirbelsäule) vorbeugen.

Kniebeuge im Ausfallschritt mit vorn erhöhtem Bein

Stellen Sie Ihren vorderen Fuß auf eine Stufe. Diese Stellung intensiviert ebenfalls die Dehnung des Hüftbeugers. Die Übung wird schwerer, da die Bewegungsamplitude vergrößert wird, gerade wenn Sie das hintere Knie fast auf den Boden bringen. Sie können die Übung auch im Zeitlupentempo ausführen. Das erhöht insgesamt die Spannungsdauer auf die Beinmuskeln und sorgt für einen noch größeren Effekt.

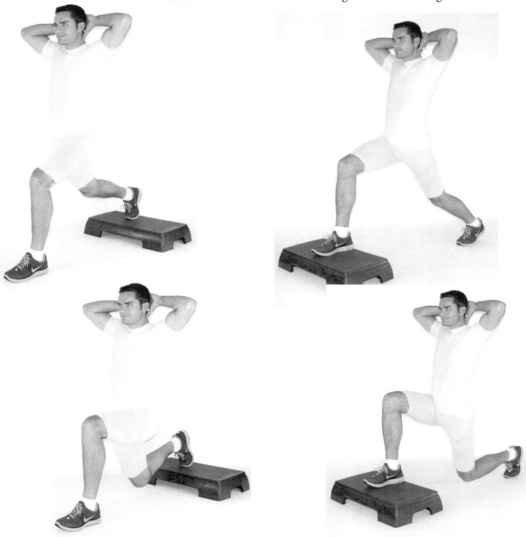

Alternierender Ausfallschritt mit Rumpfrotation

Winkeln Sie Ihre Arme im rechten Winkel seitlich vom Körper an (U-Halte) oder legen Sie die Arme in Höhe der Brust übereinander. Drehen Sie Ihren Oberkörper bei jedem Ausfallschritt zur Seite des vorderen Beines. Das aktiviert die seitlichen Bauchmuskeln. Ebenso wird Ihr Gleichgewicht geschult und die Hüftmuskula-

tur gedehnt. Im Gegensatz zur Kniebeuge im Ausfallschritt wechseln Sie bei den alternierenden Ausfallschritten bei jeder Wiederholung die Seite: Schritt mit dem rechten Bein nach vorne, Kniebeuge, Rotation des Oberkörpers nach rechts, zurück in den Parallelstand, Schritt mit dem linken Bein nach vorne, Kniebeuge, Rotation des Oberkörpers nach links, zurück in den Parallelstand usw.

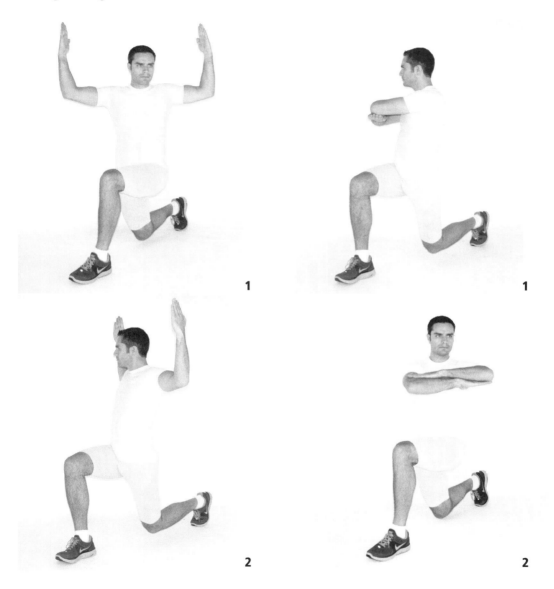

1

1

2

2

Diagonaler Ausfallschritt

Setzen Sie das Bein schräg nach vorn (statt frontal) auf. Ihr vorderes Knie sollte dabei über dem Mittelfuß bleiben und in Richtung der Fußspitze zeigen. Halten Sie Ihren Oberkörper möglichst aufrecht. Drücken Sie sich dann mit Schwung wieder in den Parallelstand zurück; die Bewegung wird abwechselnd mit beiden Beinen ausgeführt. Das verbessert die Beweglichkeit der Hüftgelenke. Den diagonalen Ausfallschritt können Sie alternativ auch rückwärts ausführen. Das heißt also, statt einen Schritt diagonal nach vorn zu machen, führen Sie einen Schritt diagonal nach hinten aus.

Überkreuz-Ausfallschritt

Machen Sie einen Überkreuzschritt nach vorn und drücken Sie sich anschließend mit Schwung wieder zurück in die Ausgangsposition. Rechts, links im Wechsel, etc. Dadurch verbessert sich besonders die Flexibilität der Kniegelenke. Des Weiteren trainieren Sie den Gleichgewichtssinn und die Hüftmuskeln. Den Überkreuz-Ausfallschritt können Sie bis etwa 45 Grad nach vorn ausführen. Achten Sie darauf, dass das vordere Knie über dem Mittelfuß bleibt und sich nicht zu stark nach vorn schiebt.

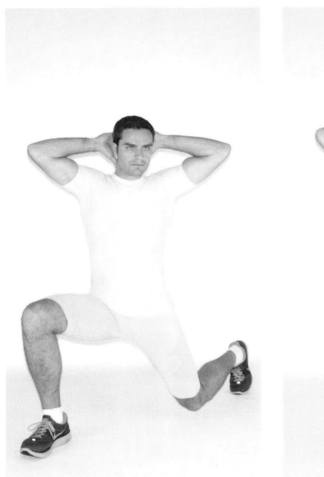

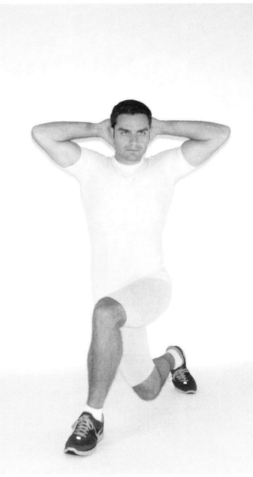

Kniebeuge im Ausfallschritt mit einer Kurzhantel auf einer Seite

Halten Sie eine Kurzhantel an der dem vorgestellten Bein gegenüberliegenden Körperseite. Die Schwierigkeit bei dieser Übung besteht darin, das Gewicht auszubalancieren. Senken Sie das Becken ab, indem Sie den Oberkörper aufrecht halten und mit dem hinteren Knie den Boden kurz berühren. Machen Sie so viele Wiederholungen wie Sie können. Dabei lastet Ihr Körpergewicht überwiegend auf dem vorderen Fuß. Sie kräftigen mit dieser Bewegung das Gesäß, die Oberschenkelvorder- und -rückseite. Die Übung können Sie auch als Ausfallschritt ausführen, wobei Sie immer nur mit dem der Hantel gegenüberliegendem Bein einen Schritt nach vorn machen und sich anschließend schwungvoll in den Parallelstand zurück drücken.

Rücken-Kniebeuge im Ausfallschritt

Halten Sie eine Langhantelstange mit leichten Gewichten auf Ihrem Rücken. Achten Sie auf einen aufrechten Oberkörper. Führen Sie so viele Wiederholungen wie möglich aus, bevor Sie die Seite wechseln. Das Gewicht sollte nicht zu schwer gewählt werden, die Bewegung ist sehr anstrengend. Führen Sie ausschließlich eine Hoch-Tief-Bewegung aus, d.h. Ihr vorderes Knie bewegt sich nicht nach vorne, sondern bleibt über dem Mittelfuß.

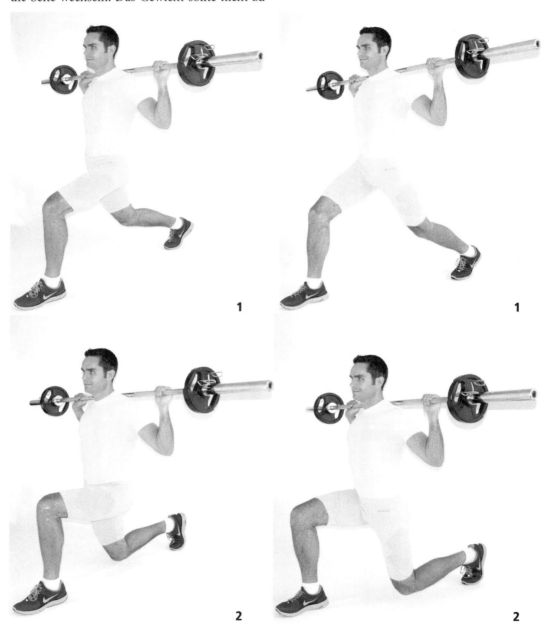

1

1

2

2

Bulgarische Kniebeuge am Stuhl
mit zwei Kurzhanteln

Der hintere Fuß ruht auf einem Stuhl. Zwei Kurzhanteln in beiden Händen erschweren die Übung. Hierbei wird der vordere Oberschenkel intensiv belastet und der hintere Oberschenkel sowie der Hüftbeuger stark gedehnt. Das Gewicht lastet dabei auf dem Vorderfuß – insbesondere auf der Ferse. Aufgrund der Erhöhung ist es kaum möglich, mit dem hinteren Knie den Boden zu berühren. Senken Sie es dennoch so weit ab, wie Sie können und stoßen Sie sich dann mit dem vorderen Fuß kraftvoll nach oben in die Ausgangsposition zurück. Behalten Sie dabei eine aufrechte Körperhaltung. Wechseln Sie nach Ihrer vorgeschriebenen Anzahl von Wiederholungen das Bein.

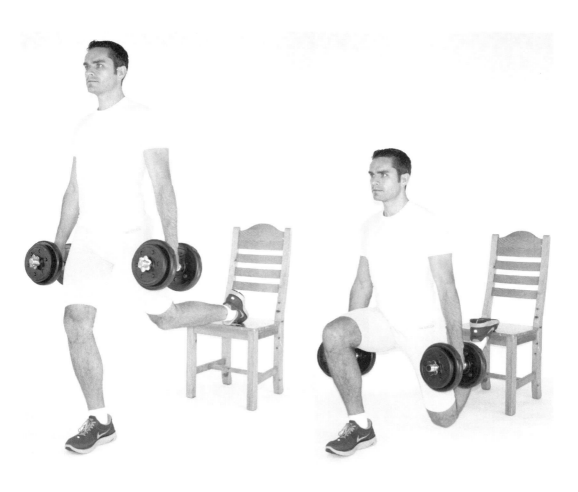

Alternierender Ausfallschritt mit Langhantelstange

Führen Sie Ausfallschritte (rechts und links im Wechsel) mit einer Langhantelstange auf dem Rücken aus. Das erfordert viel Geschick und Kraft. Üben Sie zunächst nur mit der Stange, bevor Sie leichte Gewichte auf die Stange packen.

Nutzen Sie den Schwung beim Schritt nach vorn aus, um das Becken abzusenken und mit dem hinteren Knie den Boden zu berühren. Achten Sie jedoch unbedingt darauf, dass Ihr vorderes Knie nicht über die Fußspitze hinaus geschoben wird, sonst werden die Knie zu stark belastet.

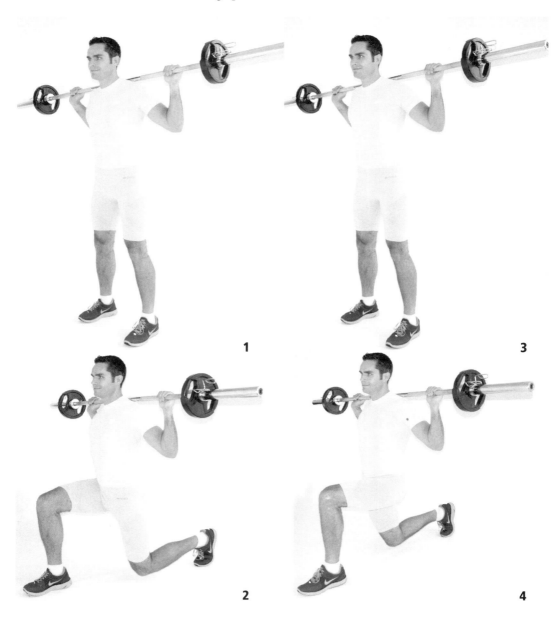

1

2

3

4

Seitwärtskniebeuge im Spreizstand

Spreizen Sie die Beine im Stand und strecken Sie die Arme nach vorn zur Stabilisierung des Gleichgewichts. Verlagern Sie das Gewicht zu einer Seite und beugen Sie das Knie. Das Gesäß wird dabei weit nach hinten herausgestreckt, das Knie bleibt über dem Mittelfuß. Drücken Sie sich anschließend zurück in die Ausgangsposition im Spreizstand, bevor Sie erneut das Knie auf der gleichen Seite beugen. Das nicht arbeitende Standbein bleibt die ganze Zeit über gestreckt.

Alternierende Seitwärtskniebeuge im Spreizstand

Ausführung wie bei der Übung zuvor. Statt nur eine Seite zu trainieren, wechseln Sie nach jeder Wiederholung die Seite, indem Sie das Gewicht von rechts nach links verlagern. Die Füße bewegen sich dabei nicht. Drücken Sie sich mit den Po- und Oberschenkelmuskeln nach oben und zur anderen Seite. Halten Sie Ihren Oberkörper möglichst aufrecht.

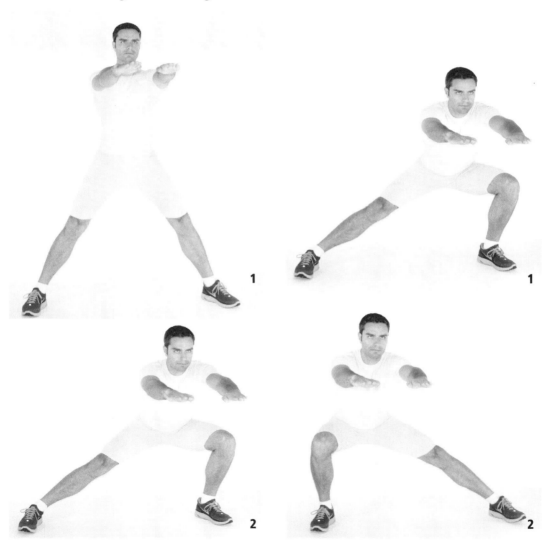

Seitwärtsausfallschritte

Beginnen Sie im Parallelstand und führen Sie einen Ausfallschritt zur Seite aus. Anschließend drücken Sie sich schwungvoll zurück in die Ausgangsposition, indem Sie sich kräftig vom Boden abstoßen. Führen Sie alle Wiederholungen eines Satzes auf der gleichen Seite aus, bevor Sie zur anderen Seite wechseln. Sie werden die Beanspruchung besonders in den äußeren Schenkeln merken. Außerdem dehnen Sie die Adduktoren des Standbeins, d.h. die Oberschenkelinnenseiten.

Alternierender Seitwärtsausfallschritt

Führen Sie die Seitwärtsausfallschritte rechts und links im Wechsel aus. Das bringt noch mehr Dynamik in die Bewegung. Halten Sie die Brust aufrecht und den Rücken gerade. Alternierende Seitwärtsausfallschritte mit dem eigenen Körpergewicht sind eine gute Vorübung für die nächste Stufe, die Variante mit Kurzhanteln.

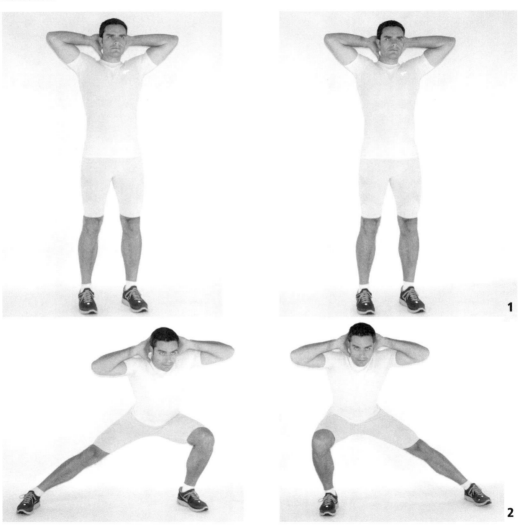

Seitwärtsausfallschritt mit einer Kurzhantel auf Schulterhöhe

Halten Sie eine Kurzhantel auf der linken Seite über Ihrer Schulter und führen Sie einen Ausfallschritt zur rechten Seite aus. Drücken Sie sich anschließend kraftvoll zurück in die Ausgangsposition im Parallelstand. Führen Sie mehrere Wiederholungen auf der rechten Seite aus, bevor Sie die Hantel auf der rechten Schultersei-

te nehmen und die Ausfallschritte nach links machen. Bei dieser Übung müssen Sie sich auf zwei Dinge gleichzeitig konzentrieren: Zum einen auf das Halten der Hantel in Schulterhöhe, zum anderen auf den korrekten Schritt zur Seite. Sie brauchen viel Übung, um die Bewegung zu perfektionieren. Trainieren Sie deshalb zunächst mit leichtem Gewicht.

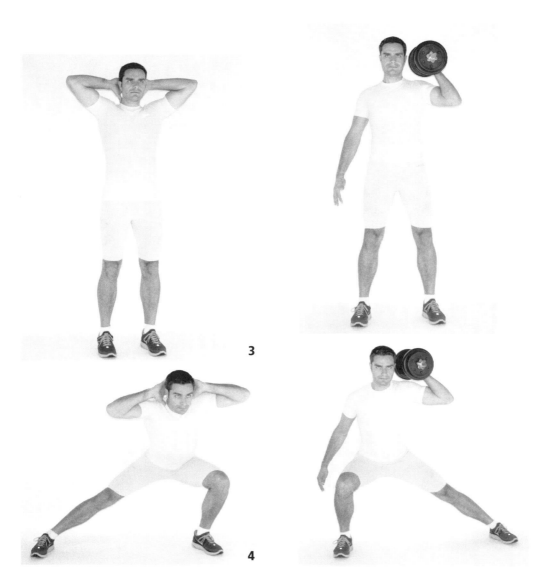

3

4

Seitwärtsausfallschritt mit zwei Kurzhanteln

Halten Sie zwei Kurzhanteln rechts und links vom Körper und machen Sie einen Ausfallschritt zur Seite. Das Bein befindet sich am Ende zwischen den Hanteln. Die Hanteln rahmen somit das Bein ein. Schieben Sie das Becken nach hinten und unten. Halten Sie das Standbein ge-streckt. Die Arme sollten sich während des Ausfallschritts nicht bewegen. Kehren Sie in die Ausgangsposition zurück, indem Sie sich kräftig vom Boden abdrücken. Sie können entweder mehrere Wiederholungen auf der gleichen Seite ausführen oder Sie machen den nächsten Ausfallschritt zur anderen Seite.

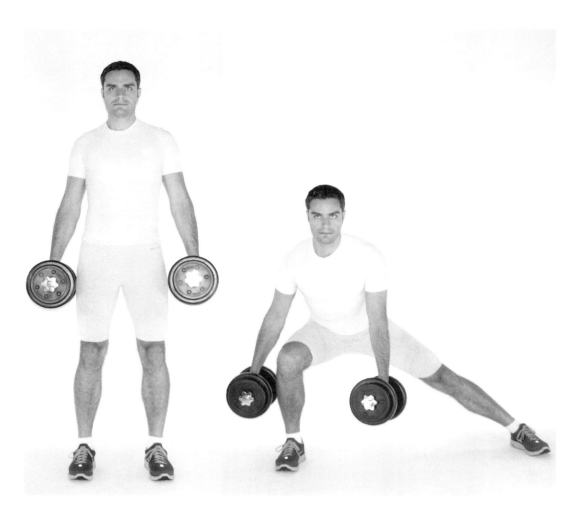

Gleitausfallschritt nach hinten

Stellen Sie einen Fuß auf ein zusammengefaltetes Handtuch und gleiten Sie mit diesem Bein nach hinten in den Ausfallschritt. Anschließend führen Sie das Bein dynamisch wieder nach vorn. Wenn Sie keine Wiederholung mehr schaffen, wechseln Sie zum anderen Bein. Die Übung funktioniert nur, wenn der Untergrund glatt ist.

Gleitausfallschritte gehören zu den besten Beinübungen, da sie u.a. die gehenden Ausfallschritte imitieren, ohne dabei viel Raum zu benötigen. Gerade für Sportarten, in denen es um schnelles Laufvermögen geht, ist diese Übung gut geeignet, da sie die ziehende Rückwärtsbewegung des Standbeins gezielt trainiert.

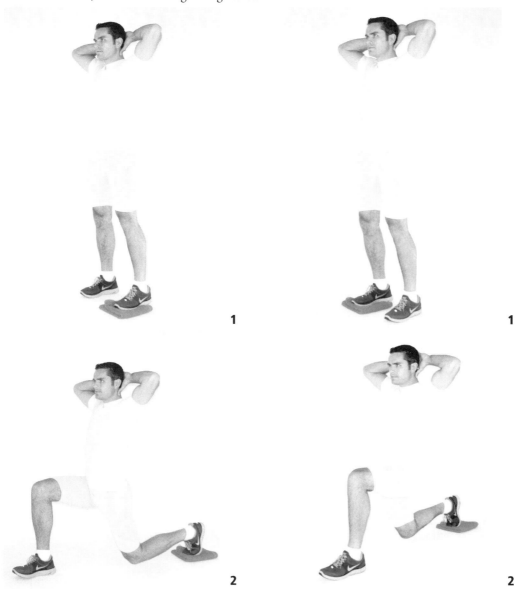

1

2

1

2

Alternierender Gleitausfallschritt nach hinten

Stellen Sie sich mit beiden Füßen auf jeweils ein zusammengefaltetes Handtuch. Führen Sie abwechselnd das rechte und linke Bein nach hinten. Entweder Sie verschränken die Arme hinter dem Kopf (schwerer) oder Sie schwingen gleichzeitig Ihren Gegenarm mit nach vorne (leichter), d.h. wenn Ihr linkes Bein vorn ist, wird Ihr rechter Arm nach vorn geschwungen und umgekehrt. So wie es beim Laufen auch der Fall ist. Versuchen Sie eine flüssige Bewegung hinzubekommen und spannen Sie auch Ihren Bauch mit an.

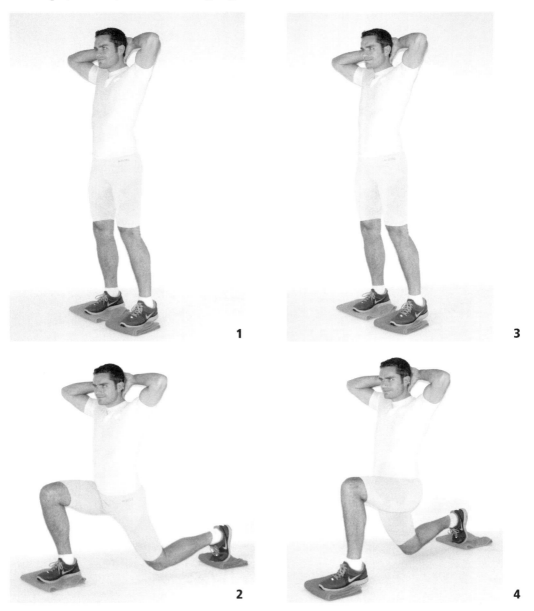

1

2

3

4

Gleitausfallschritt zur Seite

Stellen Sie sich auf ein Handtuch und gleiten Sie zur Seite in den Ausfallschritt. Das gebeugte Knie bleibt über dem Mittelfuß und zeigt in Richtung Fußspitze. Ziehen Sie anschließend das Bein wieder heran in den Parallelstand. Trainieren Sie erst die eine Seite, dann wechseln Sie. Durch den Zug trainieren Sie intensiv Ihre Adduktoren, d.h. die Oberschenkelinnenseite. Ziehen Sie das Bein zunächst langsam zu sich heran; wenn Sie die Übung besser beherrschen, können Sie es auch schnellkräftig tun. Behalten Sie aber immer die Kontrolle über die korrekte Bewegungsausführung. Sie können auch erhöhte Gleitausfallschritte zur Seite ausführen: Ein Step-Brett oder eine Stufe vergrößert die Bewegungsamplitude, was die Beweglichkeit im Hüftgelenk verbessert und die Übung noch intensiver macht.

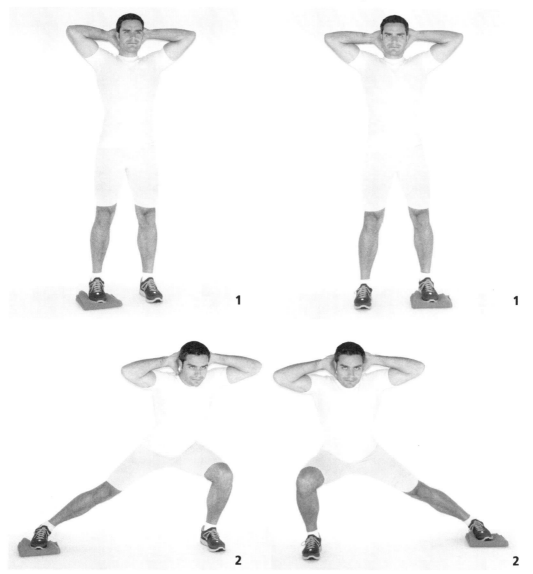

1

1

2

2

Alternierender Gleitausfallschritt zur Seite

Wie oben beschrieben, nur dass Sie auf zwei Handtüchern stehen und die Übung rechts und links im Wechsel ausführen. Es gibt wohl keine geeignetere Übung, um das Schlittschuhlaufen oder Inline-Skaten zu imitieren. Obwohl Sie sich keinen Zentimeter vorwärts bewegen, ist es ein guter Ersatz, da Sie genau die Muskeln trainieren, die Sie für die Sportart auf Kufen oder Rollen benötigen. Probieren Sie es aus! Es ist anstrengend, macht aber Spaß.

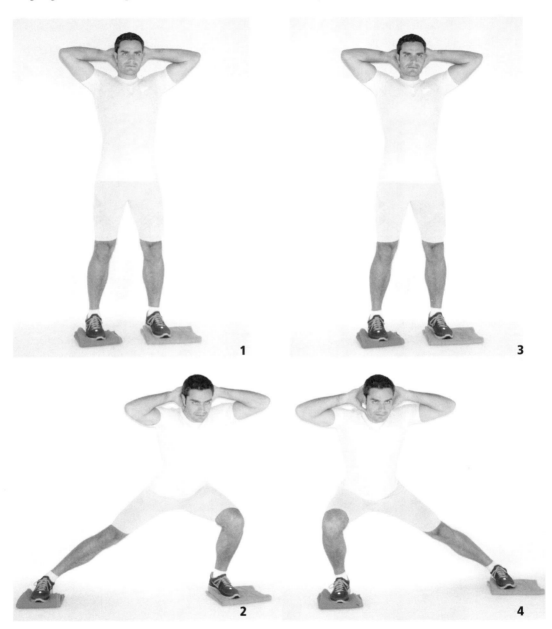

Kniebeuge im Ausfallschritt mit dem Schlingentrainer

Legen Sie den hinteren Fuß in die Schlaufe des Schlingentrainers, sodass das Bein jetzt frei hängt. Führen Sie das Schwungbein nach hinten, indem das hintere Knie kurz den Boden berührt. Ihr Oberkörper bleibt aufrecht. Drücken Sie sich von der Ferse des Standbeins zurück in die Ausgangsposition. Sie werden besonders die Dehnung im Hüftbeuger spüren. Dadurch, dass nur Ihr Vorderfuß auf dem Boden steht, erfor-

dert diese Übung ein Höchstmaß an Gleichgewichtssinn. Nutzen Sie zunächst Ihre Arme, um sich auszubalancieren; Fortgeschrittene verschränken die Hände hinter dem Kopf. Fühlen Sie sich bereits sicher, die Übung mit dem eigenen Körpergewicht auszuführen, nehmen Sie ein Zusatzgewicht. Dieses können Sie entweder eng vor der Brust halten oder Sie nehmen zwei Kurzhanteln, die Sie rechts und links vom Körper mit gestreckten Armen herunterhängen lassen.

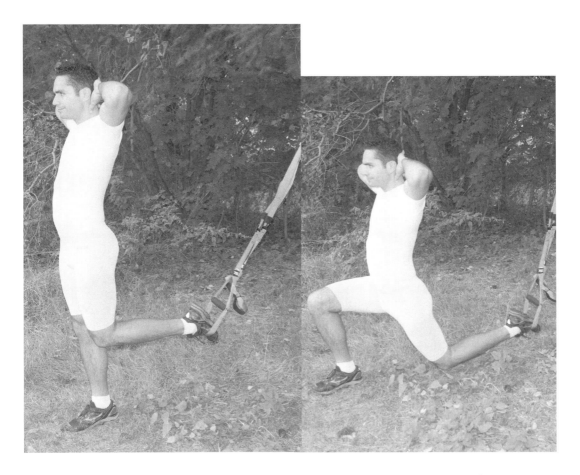

7. Meine Lieblingsübung

Zu meinen Lieblingsübungen gehört die „5er Pyramide" des alternierenden Ausfallschritts. Sie machen dabei erst je eine Wiederholung mit rechts und dann mit links, danach zurück zur Ausgangsposition, dann jeweils zwei Wiederholungen mit rechts und links, Ausgangsposition, je drei, Ausgangsposition, je vier, Ausgangsposition und je fünf. Anschließend trainieren Sie die Pyramide wieder abwärts: also vier, drei, zwei, eins. Diese Übung ist sehr hart – gerade, wenn Sie noch zwei Kurzhanteln als Zusatzgewichte benutzen. Ihre Beine werden danach brennen wie noch nie.

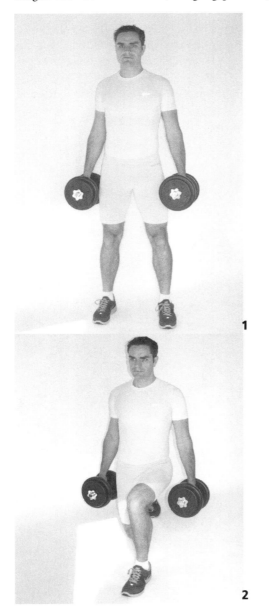

1

2

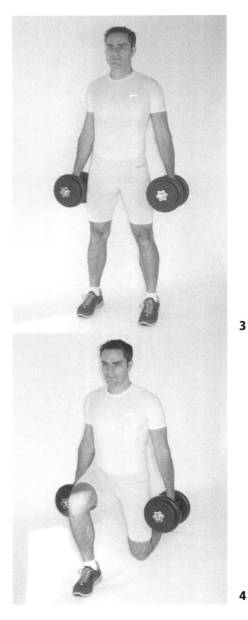

3

4

Darüber hinaus mache ich sehr gerne „gehende Ausfallschritte" mit zwei Kurzhanteln, die ich rechts und links vom Körper halte, als Zusatzgewichte. Diese Übung mache ich draußen, da ich dafür etwas Platz benötige. Ich gehe meist zwanzig Ausfallschritte vorwärts und direkt im Anschluss 20 Ausfallschritte rückwärts. Bei jedem Ausfallschritt berührt mein hinteres Knie kurz den Boden. Gerade die Rückwärtsausfallschritte haben es in sich. Kraftvoll stoße ich mich vom Vorderfuß nach hinten ab. Bei allen „gehenden Ausfallschritten" versuche ich einen Zwischenschritt zu vermeiden.

8. Welche Muskeln trainieren Sie mit den Kniebeugen im Ausfallschritt?

- mittlerer Gesäßmuskel (Gluteus maximus)
- viereckiger Lendenmuskel im unteren Rücken (Quadratus lumborum)
- Oberschenkelvorderseite (Quadriceps femoris)
- Oberschenkelrückseite (ichiocrurale Muskeln)
- Oberschenkelinnenseite (Adductor)
- Oberschenkelaußenseite (Tensor fasciae latae)
- Unterschenkel (Waden und Schienbein, Soleus und Tibialis)
- Bauch
- Hüftbeuger (Iliopsoas, Dehnung)
- Hüft- und Schulterbereich (Beweglichkeit)

9. Kniebeugen im Ausfallschritt: Vorteile auf einen Blick

Kniebeugen...
- entwickeln einbeinige, funktionelle Kraft.
- fördern Schnellkraft, Balance und Propriozeption.
- verbessern die Hüftbeweglichkeit.
- beugen Verletzungen vor.

2. Klimmzüge

Klimmzüge gehören zu den Königsübungen im Krafttraining. Sie sind hocheffektiv und beanspruchen ein breites Muskelspektrum, vor allem den Rücken, die Schultern und Arme sowie den Bauch. Wenn Sie Klimmzüge beherrschen, gehören Sie zur Oberklasse der sportlich Aktiven. Es gelingt nicht vielen Menschen, ihr eigenes Körpergewicht nach oben zu ziehen! Doch das kann jeder schaffen, wenn er dafür trainiert. Im Folgenden erfahren Sie, wie Sie Ihren ersten Klimmzug meistern und anschließend die Wiederholungszahl steigern, worauf Sie bei der Übungsausführung achten müssen, welche Griffvarianten es gibt, bis hin zu Ihrem Klimmzug-Trainingsprogramm.

Welche Muskeln trainieren Sie beim Klimmzug?

Große Anteile des Rückens, die Arme, die Schultern und die Bauchmuskeln werden beim Klimmzug trainiert:
- Breiter Rückenmuskel (Latissimus dorsi)
- Kapuzenmuskel (Trapezius)
- Großer Rundmuskel (Teres major)
- Bizeps und Unterarmmuskeln
- Schultermuskel (Deltoideus)
- Rautenmuskel (Rhomboideus)
- Sägezahnmuskel (Serratus anterior)
- Bauchmuskeln (Rectus abdominis)

Wo können Sie Klimmzüge machen?

Um einen Klimmzug auszuführen, brauchen Sie eine Klimmzugstange. Mit einer Stange, die Sie im Türrahmen befestigen (einer sog. Tür-Reckstange) oder die Sie an die Wand bzw. die Decke schrauben, können Sie Klimmzüge auch Zuhause ausführen. Draußen im Park können Sie sich einen stabilen Ast suchen oder Sie nutzen das Klettergerüst auf einem Spielplatz. Viele Parks verfügen mittlerweile auch über einen Trimm-Dich-Pfad, auf dem geeignete Metallgerüste die Möglichkeit für Klimmzüge bieten.

Im Fitness-Studio können Sie an Klimmzuggeräten trainieren, zum Beispiel an der Dip-Klimmzug-Maschine. Beinpolster oder eine Trittplatte erleichtern hier Anfängern das Hochziehen. Außerdem gibt es natürlich auch richtige Klimmzugstangen in den Fitness-Studios, an denen Sie Ihr ganzes Körpergewicht hochziehen können.

Worauf müssen Sie beim Klimmzug achten?

Wichtig ist es, immer eine gute Grundspannung im gesamten Körper zu haben. Besonders die Bauchmuskulatur sollte mit angespannt werden. Achten Sie auch darauf, dass der Körper möglichst im Lot bleibt, statt hin- und herzuschwingen. Das erleichtert Ihnen den Zug nach oben.

Die richtige Übungsausführung

Die Beschreibung bezieht sich auf die klassische Variante im Kammgriff bzw. Untergriff (Näheres zu den Griffen siehe ab Seite 92): Umfassen Sie die Stange ungefähr in Schulterbreite. Die Daumen umschließen dabei die Stange, was ein Abrutschen verhindert. Die Handflächen zeigen zum Körper. Winkeln Sie die Beine nach hinten an, sodass Sie in der Luft hängen. Richten Sie den Blick nach vorn und spannen Sie Ihre Arm-, Schulter- und Bauchmuskeln an, so wird der Rumpf beim Hochziehen stabilisiert.

Ziehen Sie sich jetzt langsam so weit nach oben, dass sich Ihr Kinn auf Höhe der Stange befindet. Halten Sie diese Position für eine Sekunde und senken Sie sich langsam wieder ab. Achten Sie darauf, dass Ihre Arme am tiefsten Punkt der Bewegung nicht ganz durchgestreckt sind und Ihre Muskeln gespannt bleiben; so vermeiden Sie eine übermäßige Belastung der Bänder und Sehnen. Atmen Sie beim Hochziehen aus und beim Absenken wieder ein. In der oberen Position beim Klimmzug sollten die Schulterblätter bewusst nach hinten und unten gezogen werden.

1. Wie trainieren Sie Klimmzüge von ganz leicht zu schwer?

Es ist nicht unüblich, dass ein Sportler schon nach acht Wochen Trainingszeit fünf Klimmzüge ohne Unterbrechung schafft. Wenn Sie noch keine oder kaum Klimmzüge schaffen, können Sie sich anhand der folgenden Progressionsstufen an Ihren ersten Klimmzug herantasten:

Die Progressionsstufen

Erst wenn Sie in der Lage sind, eine Progressionsstufe problemlos durchzuführen und davon mindestens acht Wiederholungen am Stück bei zwei bis drei Sätzen schaffen, dürfen Sie zur nächsten Stufe übergehen. So steigern Sie sich

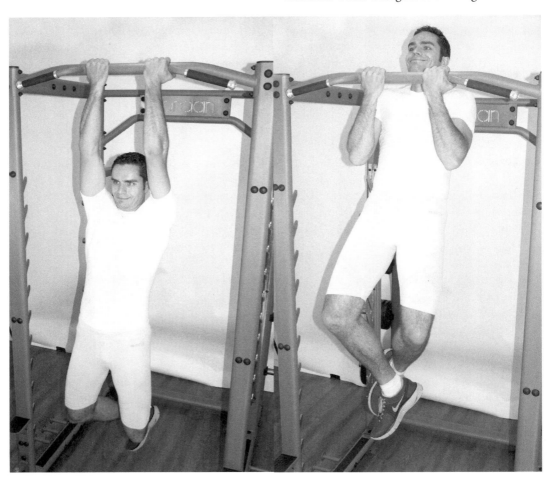

langsam von ganz leicht (Stufe 1) bis zum ersten Klimmzug (Stufe 23). Falls Sie nicht jede Progressionsstufe ausführen können, weil Ihnen die Möglichkeit oder das Gerät dazu fehlt, ist das auch nicht schlimm: Überspringen Sie einfach eine Stufe und machen Sie auf der nächsten weiter.

Stufe 1: Vorgebeugter Lat-Zug mit dem eigenen Körpergewicht

Im parallelen Stand beugen Sie Ihren gestreckten Rücken nach vorn. Halten Sie Ihre Arme seitlich vom Körper (U-Halte im doppelten rechten Winkel) und führen Sie diese nach oben und unten, unter permanenter Spannung im Rücken. Ihre Arme sollten dabei immer in Verlängerung des Rückens bleiben. Im Idealfall kontrollieren Sie die Bewegung und Körperhaltung seitlich vor einem Spiegel. Denn oft stimmt das subjektive Empfinden eines geraden Rückens nicht mit der Realität überein. Nach der Armstreckung ziehen Sie die Ellbogen seitlich vom Körper nach unten, sodass Ihre Arme in der Endposition angewinkelt sind. Mit dieser Übung trainieren Sie statisch den unteren Rücken sowie dynamisch den breiten Rückenmuskel und die Schultern.

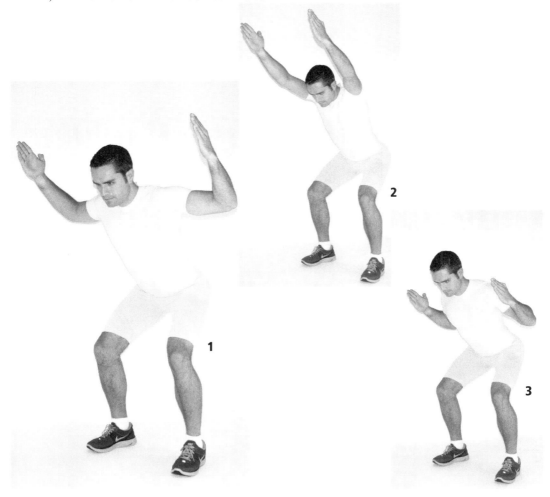

Stufe 2: Aufrecht stehender Ruderzug

Halten Sie sich an einem Türrahmen, Pfahl oder Baum fest und ziehen Sie sich heran. Ihre Ellbogen gleiten möglichst eng am Körper entlang. Halten Sie die Muskelspannung in der Endposition für einige Sekunden derart, dass der gesamte Körper steif wird wie ein Brett. Konzentrieren Sie sich dabei auf die Zielmuskulatur im Rücken. Die Übung ist recht leicht und somit für jedermann durchführbar; die Trainingswirkung wird durch die sekundenlange Muskelspannung erzielt.

Stufe 3: Schräg stehender Ruderzug

Stellen Sie sich schräg vor einen Türrahmen, Pfahl oder Baum, indem Sie diesen zwischen die Beine nehmen, und ziehen Sie sich heran. Knicken Sie dabei nicht in der Hüfte ein. Je schräger Sie stehen, desto schwerer wird die Übung. Ruderzugbewegungen wie diese stellen die Gegenbewegung zur gebeugten Oberkörperhaltung am Schreibtisch dar, richten Sie in der angespannten Position also die Brustwirbelsäule auf und ziehen Sie die Schultern zurück.

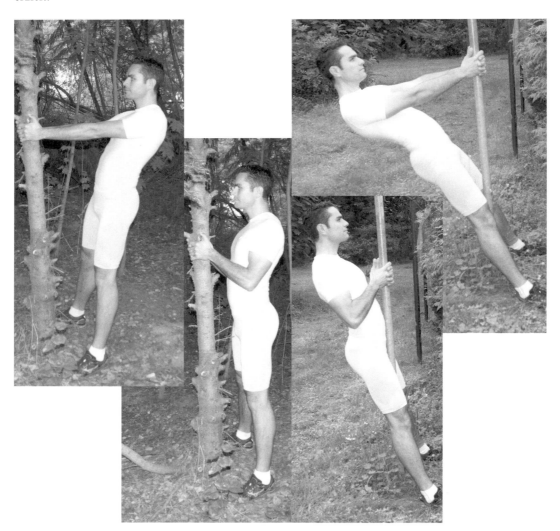

Stufe 4: Schräg stehender Ruderzug mit dem Schlingentrainer

Der Schlingentrainer ist an einem Ast oder einer anderen Vorrichtung fixiert. Nehmen Sie beide Griffe, lehnen Sie sich zurück und ziehen Sie sich heran, bis Ihre Ellbogen in Höhe der Körperseite sind. Ihr ganzer Körper muss dabei angespannt werden und steif werden wie ein Brett. Es gibt verschiedene Möglichkeiten, die Übung auszuführen. Je nachdem, wie Sie die Arme halten, werden unterschiedliche Partien im Rücken mehr oder weniger stark beansprucht. Gleiten Ihre Ellbogen eng am Körper entlang (niedriges Rudern), trainieren Sie den breiten Rückenmuskel (Latissimus dorsi). Sind Ihre Ellbogen etwa 45 Grad abgespreizt (mittleres Rudern), trainieren Sie mehr den mittleren Rückenbereich. Befinden sich Ihre Ellbogen in der Endposition oben, sodass Ihre Oberarme sich parallel zum Boden befinden, trainieren Sie vor allem den oberen Rücken mit dem Kapuzenmuskel (Trapez) und die Schulterrückseite.

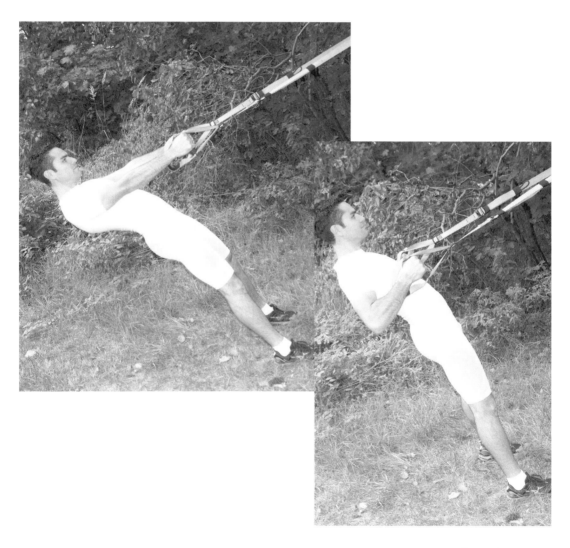

Stufe 5: Tischklimmzug mit aufgestellten Beinen und weitem Griff

Legen Sie sich unter einen Esstisch, greifen Sie die äußeren Ecken und stellen Sie Ihre Beine auf. Ziehen Sie sich so hoch Sie können, wobei Sie Ihre Hüfte hochgedrückt halten sollten. Im Idealfall berührt Ihre Brust die Tischunterkante. Die Füße sind senkrecht unter den Knien aufgesetzt, sodass der Kniewinkel in der Endposition 90 Grad beträgt. Halten Sie die Spannung am höchsten Punkt mindestens eine Sekunde, bevor Sie sich langsam wieder absenken.

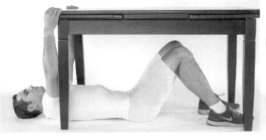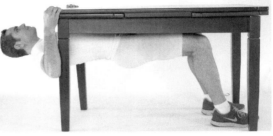

Stufe 6: Tischklimmzug mit aufgestellten Beinen und engem Griff

Wie zuvor beschrieben, nur dass Sie die Tischkante mit einem engeren Obergriff fassen. Je enger Sie greifen, desto schwerer wird es; dabei werden besonders die Arme, d.h. die Bizepse und die Unterarme, gefordert. Versuchen Sie die Ellbogen eng am Körper zu führen, wenn Sie sich nach oben ziehen.

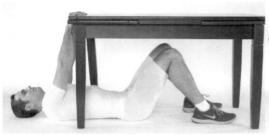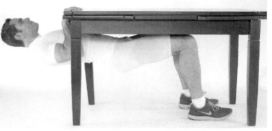

Stufe 7: Tischklimmzug mit gestreckten Beinen und weitem Griff

Fassen Sie weit und strecken Sie die Beine. Ihr Körper ist in der Zugbewegung steif wie ein Brett. Durch die gestreckten Beine ist die Übung deutlich schwerer als wenn die Füße unter dem Körperschwerpunkt aufgesetzt sind. Noch schwerer wird es, wenn Sie ein Bein anheben.

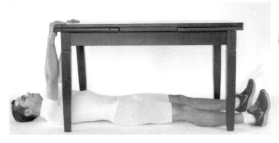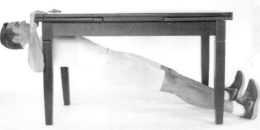

Stufe 8: Tischklimmzug mit gestreckten Beinen und engem Griff

Fassen Sie eng und strecken Sie Ihre Beine. Halten Sie Ihren gesamten Körper maximal gespannt. Ihr Bizeps hilft Ihnen bei enger Griffhaltung, sich nach oben zu ziehen. Umklammern Sie mit Ihren Fingern kräftig die Tischkante, um ein Abrutschen zu vermeiden.

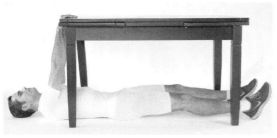 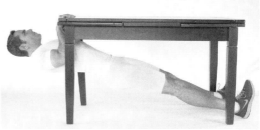

Stufe 9: Tischklimmzug mit gestreckten und erhöhten Beinen mit weitem Griff

Legen Sie Ihre gestreckten Beine zusätzlich auf einem Stuhl ab. Ziehen Sie sich mit weitem Griff nach oben und achten Sie auf Ganzkörperspannung. Am höchsten Punkt befindet sich Ihr Körper somit in einer Linie. Mit dieser Übung kräftigen Sie Ihre komplette Streckerkette, von der Oberschenkelrückseite über das Gesäß bis hin zum oberen Rücken.

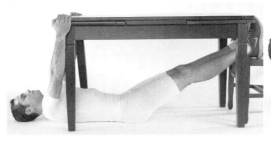 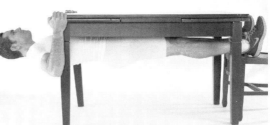

Stufe 10: Horizontaler Klimmzug an einer Querstange mit aufgestellten Beinen und weitem Griff

Legen Sie sich unter eine Querstange, wie Sie sie im Fitness-Studio, auf Spielplätzen und Trimm-Dich-Pfaden finden, oder eine im Türrahmen niedrig eingespannte Klimmzugstange. Ziehen Sie sich hoch, bis die Stange Ihre Brust berührt. Auch hier ist Spannung im ganzen Körper wichtig. Die Übung ist schwerer als der Tischklimmzug, da die Stange in der Regel deutlich niedriger bzw. näher zum Boden ist.

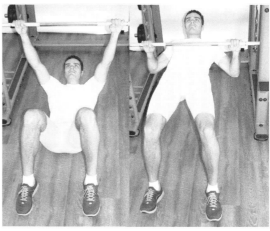

Stufe 11: Horizontaler Klimmzug an einer Querstange mit aufgestellten Beinen und engem Griff

Greifen Sie enger als zuvor. Dadurch aktivieren Sie verstärkt Ihre Armbeugemuskulatur. Ihre Ellbogen ziehen eng am Körper vorbei. Je kräftiger Sie die Stange umgreifen, desto leichter fällt Ihnen auch der Klimmzug.

Stufe 12: Horizontaler Klimmzug an einer Querstange mit gestreckten Beinen und weitem Griff

Wenn Sie die Beine strecken, vergrößern Sie den Arbeitswinkel, was die Bewegung erschwert. Schaffen Sie es noch nicht, mit der Brust die Stange zu berühren, fragen Sie Ihren Trainingspartner, ob er Sie im letzten Bewegungsabschnitt durch leichtes Hochdrücken des Rückens unterstützen kann.

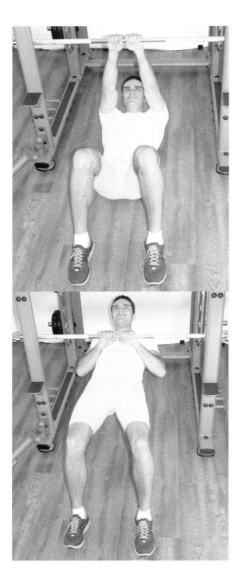

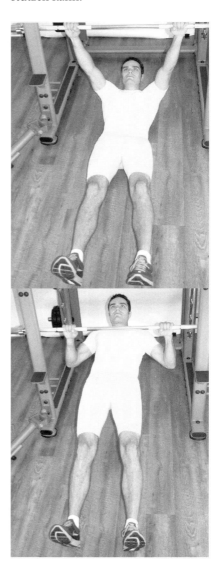

Stufe 13: Horizontaler Klimmzug an einer Querstange mit gestreckten Beinen und engem Griff

Je enger Sie greifen, desto stärker werden Ihre Bizepsmuskeln involviert. Diese Variante ist wirklich schwer und erfordert eine Menge Kraft. Doch der horizontale Klimmzug bereitet Sie bestens auf den „echten", den vertikalen vor. Doch selbst wenn Sie die klassischen Klimmzüge im vertikalen Hang schon beherrschen, sind die horizontalen immer noch eine gute Ergänzung.

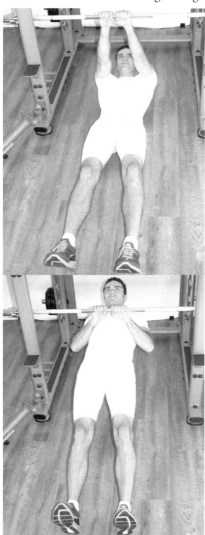

Stufe 14: Hang

Hängen Sie sich an eine Stange und versuchen Sie sich mindestens 30 Sekunden zu halten. Ihre Arme sollten dabei leicht gebeugt sein, damit Sie immer eine Grundspannung im Rücken und in den Armen haben. Einfach nur zu hängen, das hört sich einfach an. Aber Sie werden merken, dass eine halbe Minute ganz schön lang werden kann, wenn Sie wie ein „nasser Sack" schwitzend an der Stange baumeln.

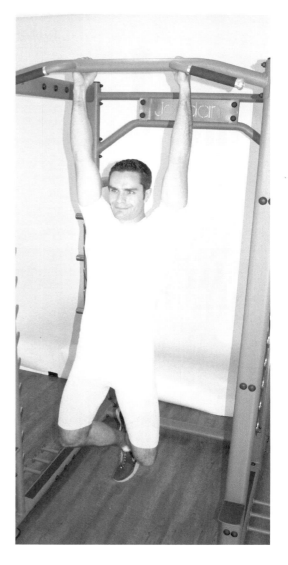

Stufe 15: Schulterblattklimmzug

Ziehen Sie sich an einer Klimmzugstange bei gestreckten Ellbogen, nur aus den Schulterblättern heraus, ein Stück nach oben. Dabei hebt sich Ihr Brustbein und der Abstand zwischen den Ohren und den Schultern vergrößert sich. Greifen Sie die Stange am besten im weiten Obergriff. Die Arme helfen bei der Bewegung nicht mit. Lediglich die Muskeln um das Schulterblatt herum ziehen Sie wenige Zentimeter nach oben. Diese Übung schult Sie insofern, da bei allen Klimmzügen bewusst die Schulterblätter nach hinten unten gezogen werden sollten. Schaffen Sie ohne Probleme zehn Wiederholungen, sind Sie bereit fürs Hangeln.

Stufe 16: Hangeln

Hangeln Sie sich seitlich, vorwärts oder rückwärts an einer Stange entlang. Auf Spielplätzen gibt es auch leiterförmige Metallgerüste, an denen man wunderbar hangeln kann. Das Hangeln verbessert Ihre Zug- und Griffkraft sowie die Rumpfstabilität. Versuchen Sie das Hin- und Herschwingen des Körpers zu unterbinden, indem Sie Körperspannung aufbauen. Sie sollten mindestens 20 Sekunden am Stück hangeln können, bevor Sie zur nächsten Stufe übergehen.

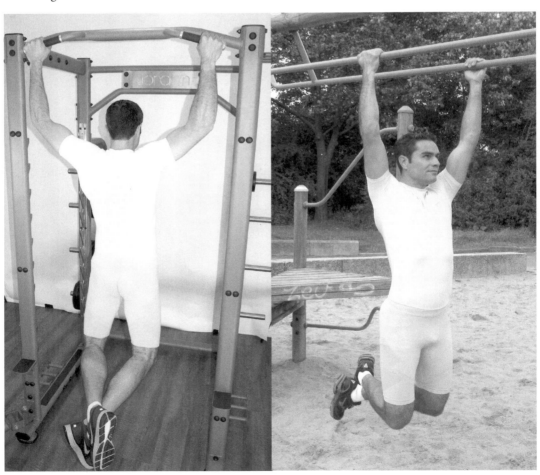

Stufe 17: Unterstützter Klimmzug mit beiden Beinen auf einem Kasten

Hängen Sie sich an eine Stange und stellen Sie sich zur Unterstützung mit beiden Beinen auf einen Kasten, einen Stuhl oder eine Bank. Während Sie sich hochziehen, können Sie mit Ihrer Beinkraft den Klimmzug unterstützen. Helfen Sie mit den Beinen jedoch nur so viel nach, wie gerade nötig. Greifen Sie zunächst im Untergriff, da diese Griffvariante am einfachsten ist. Mit dieser Variante führen Sie zum ersten Mal die klassische Klimmzugbewegung durch. Alternativ können Sie natürlich auch einen anderen Griff wählen, wie z.B. den breiten Obergriff, der die Bewegung erschwert.

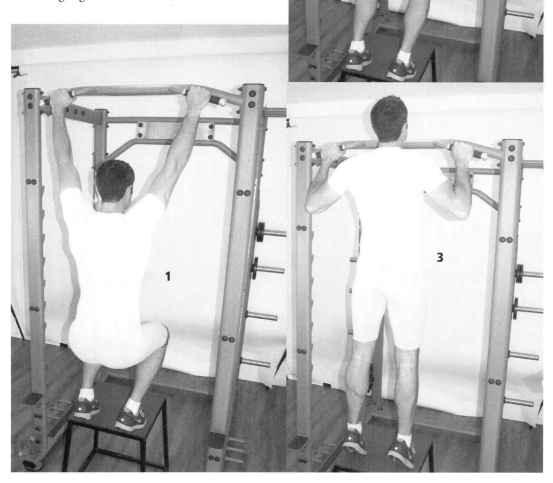

Stufe 18: Unterstützter Klimmzug mit einem Bein auf einem Kasten

Wie oben beschrieben, jedoch steht nur ein Bein auf einem Kasten, Stuhl oder einer Bank. Mit weniger Beinunterstützung werden Arme und Rücken stärker gefordert. Ziehen Sie sich zügig nach oben, aber senken Sie den Körper lang-sam ab. Acht Wiederholungen mit halber Bein-kraft sollten möglich sein, bevor Sie die nächste Übung in Angriff nehmen. Trainieren Sie diese Klimmzugvariante bis zu dieser Leistungsstufe weiter und versuchen Sie, in jeder Übungsein-heit mit etwas weniger Beinkraft zu arbeiten.

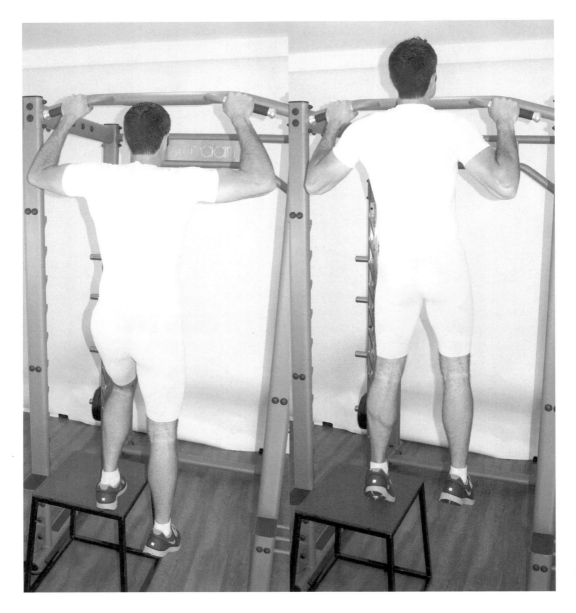

Stufe 19: Unterstützter Klimmzug mit beiden Beinen in einem Widerstandsband aus Gummi

Es eignen sich zur Unterstützung auch spezielle Klimmzug-Widerstandsbänder aus Gummi, die Sie an der Stange befestigen können. Diese gibt es in verschiedenen Farben bzw. Breiten und so-mit Widerständen (je breiter das Band, desto größer der Widerstand). Legen Sie beide Unter-schenkel unterhalb des Knies in die Schlaufe des Gummibandes und ziehen Sie sich nach oben, bis Ihr Hinterkopf auf Höhe der Stange ist. Lassen Sie sich dann langsam wieder ab.

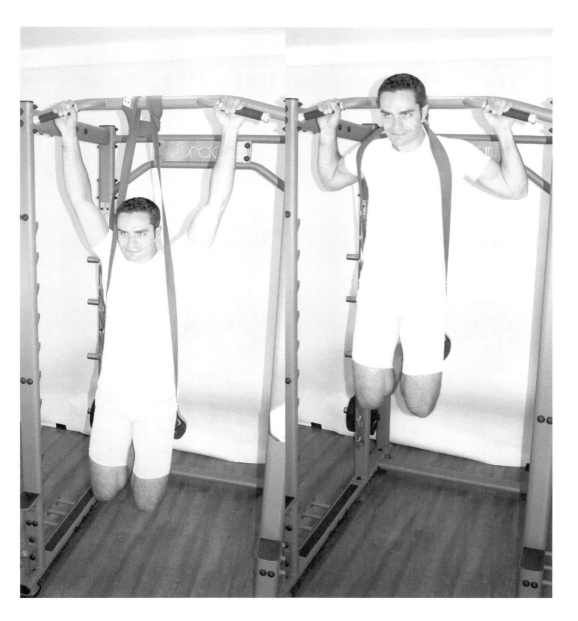

Stufe 20: Unterstützter Klimmzug mit einem Bein in einem Widerstandsband aus Gummi

Wenn nur ein Bein in der Schlaufe ist, wird es etwas schwieriger. Üben Sie zunächst im schulterbreiten Untergriff. Der Parallelgriff, der weite Obergriff oder dünnere Widerstandsbänder erschweren den unterstützten Klimmzug. Die Widerstandsbänder sind in sechs verschiedenen Farben erhältlich von rot (leichter Widerstand ab 2 kg) bis orange (großer Widerstand bis 45 kg) zu kaufen. Je schwerer Ihr Körpergewicht ist, desto widerstandsfähiger sollte das Band sein.

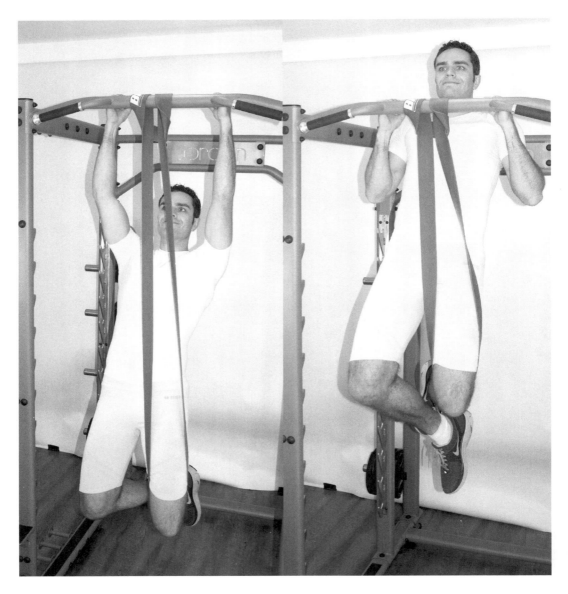

Stufe 21: Negativer Klimmzug

Bei dieser Variante gibt es keine Unterstützung
mehr. Springen Sie an die Stange und ziehen Sie
sich das letzte Stück mit Schwung nach oben,
bis das Kinn in Stangenhöhe ist. Anschließend
lassen Sie sich langsam, bei voller Muskelspannung, wieder herab, bis die Arme gestreckt sind.
Die Abwärtsbewegung sollte mindestens drei Sekunden dauern – je langsamer, desto besser.

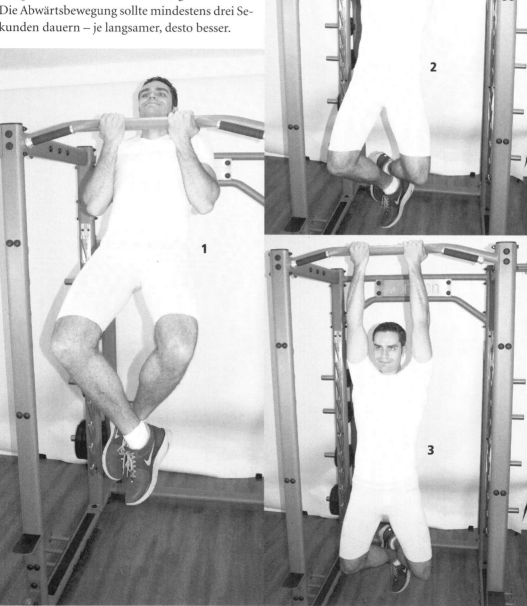

Stufe 22: Halber Klimmzug

Ziehen Sie sich im schulterbreiten Untergriff hoch, bis Ihre Oberarme waagerecht zum Boden sind (90-Grad-Winkel). Lassen Sie sich dann wieder kontrolliert herab, bis die Arme gestreckt sind. Die Abwärtsbewegung sollte immer etwas länger dauern als die Aufwärtsbewegung. Diese Übung gibt Ihnen den nötigen Feinschliff und verbessert die überwindende Kraft bei der Aufwärtsbewegung. Schaffen Sie fünf halbe Klimmzüge am Stück? Glückwunsch, dann sind Sie bereit für den ganzen Klimmzug.

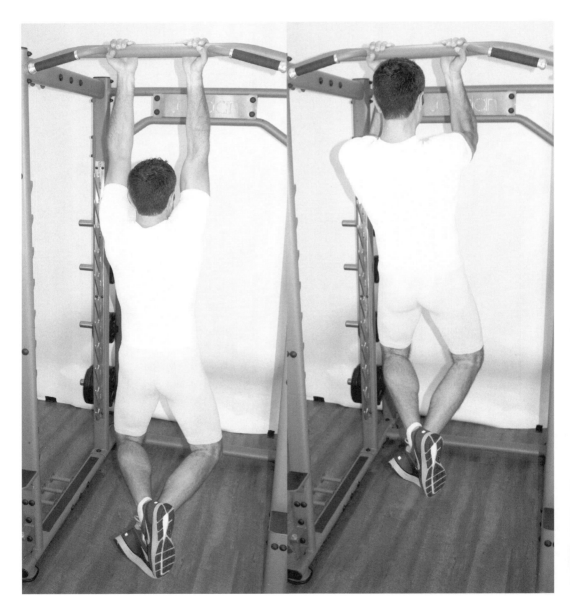

Stufe 23: Ganzer Klimmzug

Ziehen Sie sich hoch, bis Ihr Kinn auf Stangenhöhe ist. Ihr Bestreben sollte sein, mindestens eine saubere Wiederholung ganz ohne Hilfe hinzubekommen. Halten Sie den höchsten Punkt der Bewegung möglichst lange, bevor Sie sich langsam und kontrolliert wieder herablassen.

Damit haben Sie das Ziel erreicht: der erste eigene Klimmzug! Ich ziehe meinen Hut vor Ihnen! Als Frau heben Sie sich damit schon von dreiviertel aller weiblichen Mitbürger ab. Und auch als Mann sind Sie damit deutlich kräftiger als der Durchschnitt.

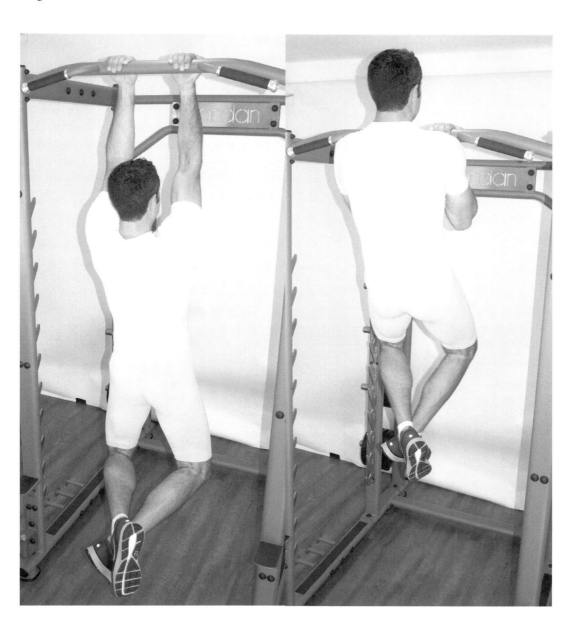

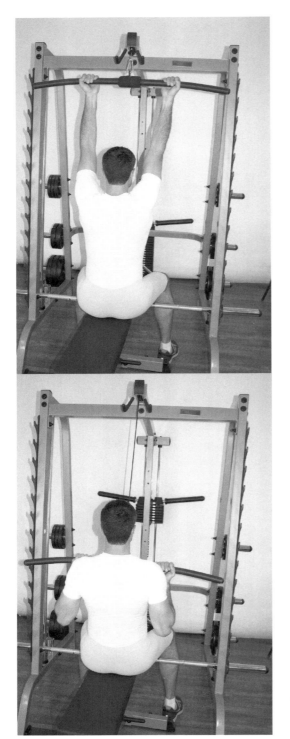

2. Vorbereitung im Fitness-Studio mit dem Lat- oder Ruder-Zug

Wenn Sie die Möglichkeit haben, in einem Fitness-Studio zu trainieren, können Sie mit Hilfe des Latziehens einen Klimmzug imitieren. Dabei ziehen Sie nicht Ihr Körpergewicht hoch, sondern ein vorher eingestelltes Gewicht nach oben, denn der Unterkörper ist in sitzender Position fixiert. Mit der Latzug-Übung steigern Sie die Kraft des breiten Rückenmuskels (Latissimus dorsi) und die des Bizeps. Als Vorbereitung auf den Klimmzug eignet sich am besten der Latzug zur Brust mit leicht zurückgelehntem Körper im schulterbreiten Untergriff (auch „Kammgriff" genannt; die Handflächen zeigen zum Körper), wie hier links demonstriert.

Nachfolgend präsentiere ich Ihnen weitere Latzug-Varianten zur Vorbereitung auf den Klimmzug.

Lat-Zug zur Brust mit weitem Obergriff

Je weiter Sie greifen, desto weniger kann der Bizeps beim Zug mithelfen. Das bedeutet: Ihre Rückenmuskeln werden mehr gefordert. Beim Lat-Zug zur Brust mit weitem Obergriff lehnen

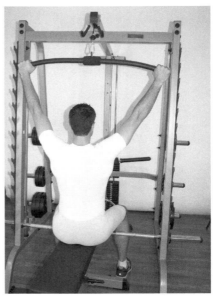

1

Sie Ihren Oberkörper etwas nach hinten. Ihr Rücken bleibt aber in jedem Fall gestreckt. Die Sitzhöhe wird so eingestellt, dass die Oberschenkel sich waagerecht zum Boden befinden und unter den Polstern gut fixiert sind. Ziehen Sie unter Anspannung Ihrer Rumpf- und Armmuskeln die Griffe in ca. zwei bis drei Sekunden tief herunter, bis die Stange die Brust berührt. Ebenso ziehen Sie dabei die Schulterblätter zusammen. Halten Sie die Endposition eine Sekunde, bevor Sie langsam dem Gewicht nachgeben und die Arme in ca. vier Sekunden wieder nach oben führen, aber nur so weit, dass Ihre Ellbogen noch leicht gebeugt sind. Führen Sie die Schultern aber nicht nach oben, sondern halten Sie die Muskelspannung im Oberkörper.

Lat-Zug zur Brust mit einem Parallelgriff

Bei diesem Griff (siehe rechts) werden die Armbeugemuskeln besonders trainiert. Ihr Bizeps kann beim Zug also deutlich mehr mithelfen, als wenn Sie im breiten Obergriff greifen. Dementsprechend mehr Gewicht können Sie einstellen. Abgesehen vom Bizeps und dem Breiten Rückenmuskel (Latissimus dorsi) trainieren Sie den Kapuzenmuskel (Trapezius), den Rautenmuskel (Rhomboideus) und den Großen Rundmuskel (Teres major). Diese Muskeln befinden sich alle im Rücken und übernehmen unterschiedliche Aufgaben zur Stabilisierung und Bewegung der Arme, Schultern und Wirbelsäule.

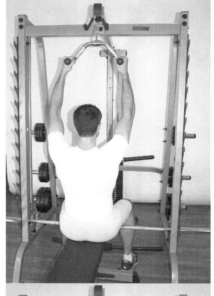

1

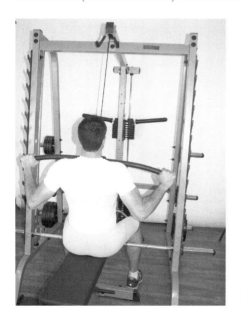

2

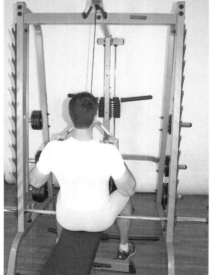

2

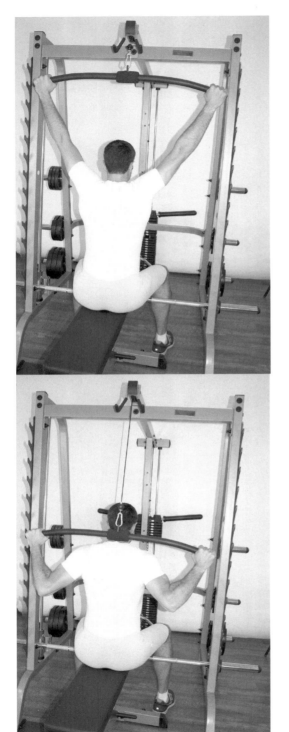

Lat-Zug zum Nacken mit weitem Obergriff

Lehnen Sie sich nach vorn und ziehen Sie das Gewicht zum oberen Rücken, wie links gezeigt. Diese Zugvariante ist die schwierigste von den genannten. Ihre Rückenmuskeln müssen die meiste Arbeit verrichten, während der Bizeps nur wenig mithelfen kann. Sie sollten bei dieser Übung darauf achten, den Kopf nicht nach vorn hängen zu lassen. Auch sollte Ihr Rücken gestreckt bleiben; vermeiden Sie es, einen „Buckel" zu machen. Der Lat-Zug zum Nacken ist eine der effektivsten Übungen, um gezielt den breiten Rückenmuskel (Latissimus dorsi) zu trainieren. Letzterer hat die wichtige Aufgabe, den Oberarmknochen (Humerus) zu bewegen und die Schulter zurückzuziehen. Streben Sie nach einer aufrechten Körperhaltung oder zählen Sie zu den Menschen, bei denen die Schultern im Sitzen schnell nach vorn fallen, sollten Sie unbedingt das Lat-Ziehen in Ihr Trainingsprogramm aufnehmen.

Ebenso taugen alle Ruderzugübungen zur Vorbereitung auf den ersten Klimmzug, zum Beispiel im Sitzen, wie in der nächsten Übung gezeigt.

Ruderzug im schulterbreiten Obergriff

Greifen Sie die Ruderzugstange schulterbreit und ziehen Sie diese kontrolliert zum Bauchnabel. Ihre Ellbogen sind etwa 45 Grad abgespreizt. Halten Sie in der Endposition kurz inne, bevor Sie das Gewicht langsam wieder nach vorn lassen. Bewahren Sie die ganze Zeit über eine aufrechte Sitzposition, indem Sie die Rumpfmuskulatur anspannen und den Rücken gerade halten. Lehnen Sie sich also mit dem Oberkörper weder nach hinten, während Sie das Gewicht zu sich heranziehen, noch nach vorne, wenn Sie das Gewicht zurückgleiten lassen. Als optimale Sitzposition empfehle ich Ihnen, mit dem Gesäß so weit nach hinten zu rücken, dass die Beine nur noch wenig gebeugt sind. Lassen Sie das Gewicht nach der letzten Wiederholung nicht einfach los, sondern führen Sie es langsam zurück, sonst riskieren Sie eine Verletzung.

Ruderzug im weiten Obergriff

Auch hier gilt: Je breiter Sie greifen, desto mehr muss Ihre Rückenmuskulatur arbeiten, um das Gewicht zu bewältigen. Die Ellbogen werden noch etwas mehr vom Körper abgespreizt (bis max. 90 Grad) als beim schulterweiten Griff. Der Ruderzug im weiten Obergriff ist eine effektive Übung für das Training des mittleren Anteils des Kapuzenmuskels (Trapezius) sowie des Rautenmuskels (Rhomboideus). Ziehen Sie die Oberarme und Schulterblätter so weit zurück wie möglich. Und vergessen Sie nicht: Am Kabelzug müssen Sie bei der Übungsausführung immer darauf achten, den Rücken gerade zu halten.

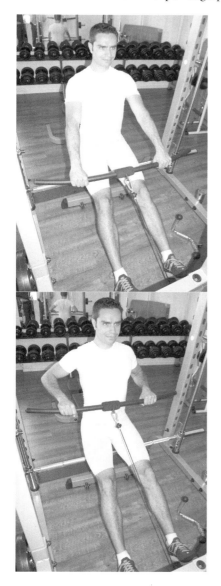

1

2

1

2

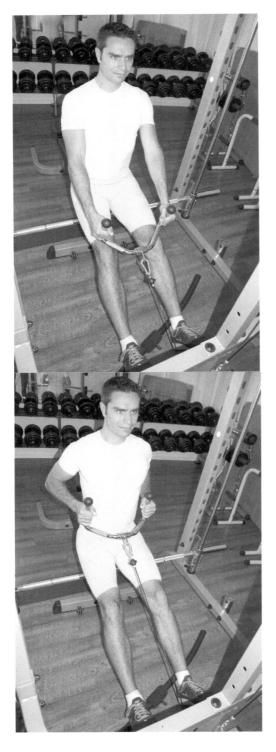

Ruderzug mit engem Parallelgriff

Im Parallelgriff unterstützt der Bizeps die Zugbewegung, wie hier links gezeigt. Achten Sie wieder auf einen geraden Rücken; strecken Sie die Brust heraus und ziehen Sie die Ellbogen eng am Körper entlang. Der Ruderzug mit engem Parallelgriff gehört zu den Top-Übungen zur Kräftigung des Breiten Rückenmuskels (Latissimus dorsi). Dabei hat der Abspreizwinkel des Oberarms vom Rumpf einen deutlichen Einfluss auf die Aktivierung der unterschiedlichen Rückenmuskeln: Sind die Ellbogen eng am Körper, wird der Latissimus maximal gefordert. Werden die Ellbogen hingegen nach oben abgespreizt, wird der mittlere Anteil des Kapuzenmuskels sowie der hintere Anteil des Schultermuskels stärker einbezogen. Mit dem sitzenden Rudern kann man sich also wunderbar auf die Klimmzüge vorbereiten.

3. So verbessern Sie Ihre Griffkraft

Die Griffkraft, vor allem in den Unterarmen, ist bei Klimmzügen von entscheidender Bedeutung. Diese lässt sich durch einfaches Hängen beidhändig und einhändig verbessern, wobei Sie fest zufassen sollten. Unser Ziel ist es, die Haltedauer zu verlängern.

Eine weitere Möglichkeit ist der sog. Bauerngang (engl. „Farmer's Walk"), bei dem Sie zwei schwere Gewichte (z.B. Kurzhanteln) rechts und links halten und eine bestimmte Strecke (z.B. 100 m) gehen. Ebenso bietet sich der sog. Kettlebell-Swing an, bei dem Sie ein hohes Gewicht – das kann auch eine Kurzhantel sein – mit einem Arm vor den Körper schwingen.

Die Griffkraft ist eng verbunden mit der Kraft in den Unterarmen. Diese können Sie auch trainieren, indem Sie eine Kurzhantel greifen und in sitzender Position Ihre Unterarmrückseite auf dem Oberschenkel ablegen. Bewegen Sie die Hand mit der Kurzhantel zum Oberkörper bzw. nach oben, sodass der Unterarm angespannt wird. Die Bewegung findet nur im

Handgelenk statt, nicht im Ellbogengelenk! Eine gute Griffkraft hilft Ihnen übrigens bei fast allen Übungen, besonders beim Kreuzheben.

Mit Ihrem ersten richtigen Klimmzug haben Sie ein wichtiges Ziel erreicht. Jetzt gibt es verschiedene Methoden, wie Sie die Wiederholungszahl der Klimmzüge steigern können. Einige möchte ich Ihnen hier vorstellen:

Gewöhnung durch Wiederholung: Eine Methode für zu Hause

Dafür brauchen Sie eine Klimmzugstange zu Hause in einem Türrahmen oder an der Wand. Jedes Mal, wenn Sie im Tagesverlauf an der Stange vorbeigehen, machen Sie einen Klimmzug. Zum Beispiel morgens, vormittags, mittags, nachmittags und abends. Wenn Sie bereits mehrere Klimmzüge hintereinander schaffen, dann machen Sie jedes Mal die Hälfte Ihrer maximalen Anzahl, wenn Sie an der Stange vorbeigehen. Angenommen, Sie schaffen bereits insgesamt sechs Klimmzüge am Stück, dann absolvieren Sie mehrmals täglich drei Klimmzüge hintereinander. Die nächste Steigerungsstufe, um die Wiederholungszahl zu erhöhen, wäre das Pyramidentraining.

Das Pyramidentraining

Machen Sie nacheinander immer eine Wiederholung mehr als zuvor, bis Sie an der Spitze der Pyramide angekommen sind. Beispiel: eine Wiederholung – Pause – zwei Wiederholungen – Pause – drei Wiederholungen – Pause, usw. Danach machen Sie zwei weitere Sätze davon. So kommen Sie auf insgesamt 18 Wiederholungen. Die Pausen zwischen den Sätzen sollten zwischen 30 und 90 Sekunden betragen. Wenn Sie mehr Zeit brauchen, ist das aber auch in Ordnung.

Statische Klimmzüge

Mit statischen Klimmzügen verbessern Sie Ihre Haltekraft. Ziehen Sie sich im Zeitlupentempo nach oben, sodass Sie für eine Wiederholung insgesamt 30 Sekunden brauchen: 15 Sekunden hoch und 15 Sekunden herunter. Vor dem nächsten Durchgang sollten Sie mindestens eine Minute Pause machen. Steigern können Sie das Ganze, indem Sie für eine Wiederholung noch länger brauchen, also zum Beispiel insgesamt 60 Sekunden (30 hoch, 30 runter).

4. Achtwöchiges Klimmzugprogramm

Dieses Trainingsprogramm sollte höchstens zweimal pro Woche absolviert werden.

- Woche eins: 4 x 1 (alle vier Wiederholungen einzeln mit Pausen dazwischen ausführen)
- Woche zwei: 1 x 2, 3 x 1
- Woche drei: 2 x 2, 2 x 1
- Woche vier: 3 x 2, 1 x 1
- Woche fünf: 4 x 2
- Woche sechs: 1 x 3, 3 x 2
- Woche sieben: 2 x 3, 2 x 2
- Woche acht: 3 x 3, 1 x 2

Weiter geht es auf den folgenden Seiten mit den Klimmzug-Varianten.

5. Welche Klimmzug-Varianten gibt es?

Klimmzüge werden nach den unterschiedlichen Griffen unterschieden, die jeweils zu einer leicht veränderten Trainingswirkung führen.

Klimmzug im Untergriff

Der Klimmzug kann in verschiedenen Griffvarianten durchgeführt werden. Die klassische Variante ist die Ausführung mit zum Körper zeigenden Handflächen (Kammgriff/Untergriff). Es ist die einfachste Form, einen Klimmzug auszuführen, da die Bewegung von der Bizepsmuskulatur unterstützt wird. Greifen Sie etwa schulterbreit.

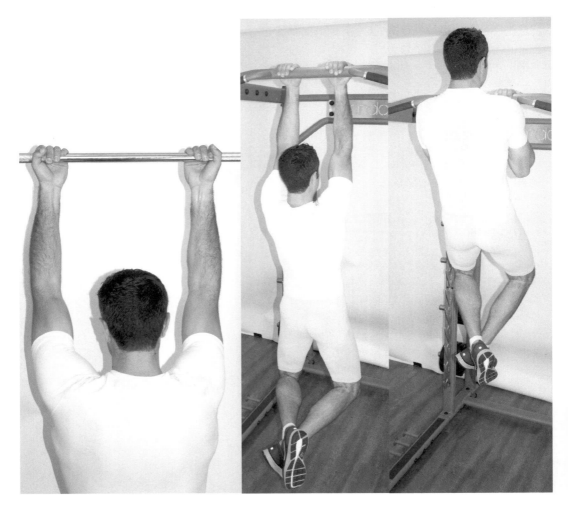

Klimmzug im Parallelgriff

Diese Variante trainiert aufgrund der neutralen Griffposition besonders die Armbeuger (Musculus brachialis und brachioradialis). Ihre Handflächen zeigen zueinander und die Griffe werden schulterbreit gefasst. Klimmzüge im Parallelgriff sind etwas schwerer als im Untergriff.

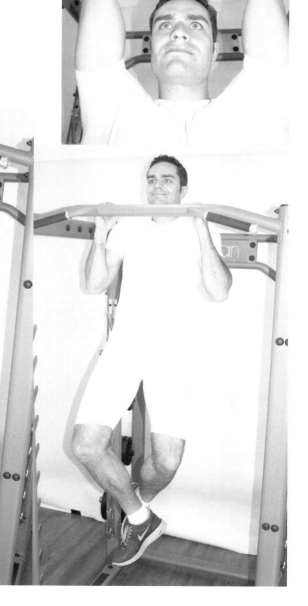

Klimmzug im Obergriff

Im Obergriff (Ristgriff) zeigt der Handrücken zum Körper. Diese Variante ist schwieriger als die beiden vorhergehenden Griffe, da aufgrund der umgedrehten Handhaltung die Oberarmmuskulatur weniger unterstützend eingreifen kann. Das bedeutet eine stärkere Belastung der Rückenmuskulatur. Diese Variante sollte daher erst absolviert werden, nachdem mindestens drei Wochen lang die beiden zuvor beschriebenen Übungen trainiert worden sind. Der Obergriff kann entweder schulterbreit oder weiter gefasst werden; so wird es natürlich schwerer!

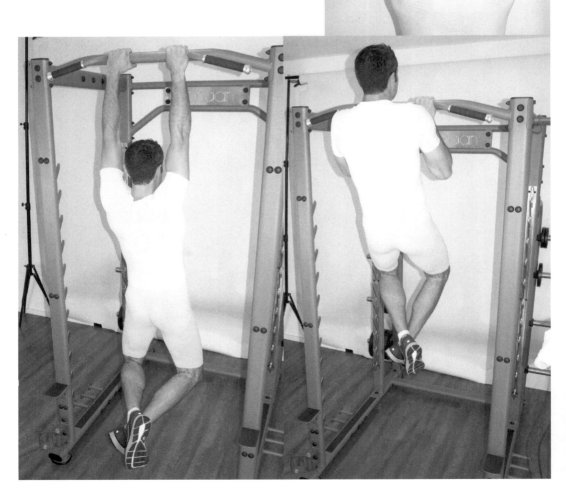

Top 7 – Funktionelles Training mit & ohne Hanteln/Geräte

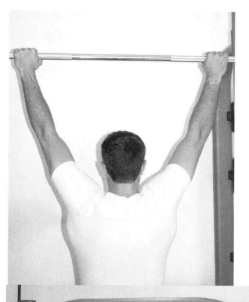

Der weite Griff ist deutlich anstrengender, hier
können die Bizepse noch weniger mithelfen.

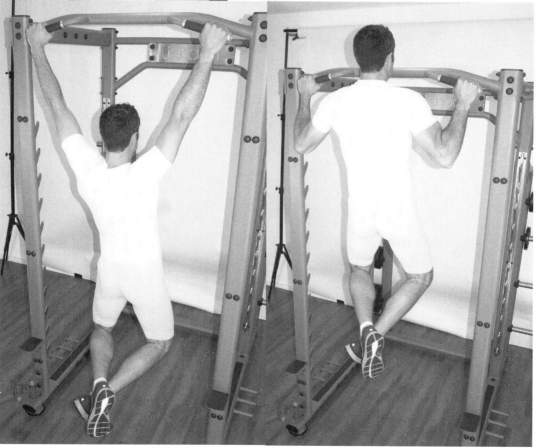

Klimmzug im Wechselgriff

Der Wechselgriff ist eine Kombination aus Ober- und Untergriff – eine Handfläche zeigt zum Körper, die andere ist umgedreht. Diese Variante ist besonders für Hockey- und Baseballspieler interessant, die den Schläger im Wechselgriff halten. Wechseln Sie bei jedem Satz den Griff und achten Sie darauf, dass Sie eine gerade Anzahl an Sätzen wählen, um beide Seiten gleich stark zu beanspruchen.

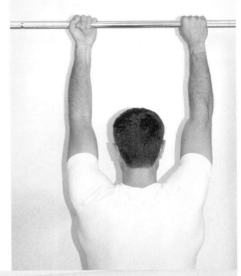

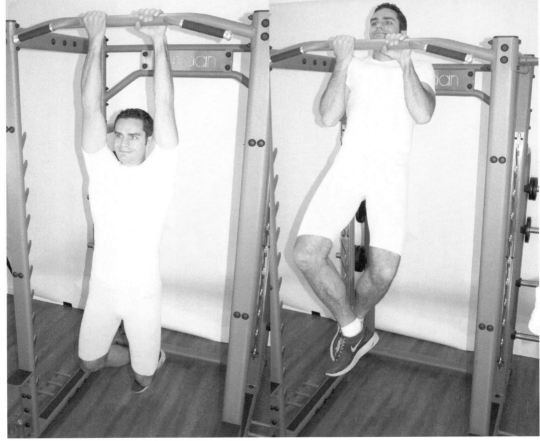

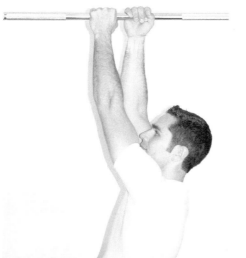

Klimmzug im Kommandogriff

Bei dieser Variante befinden sich die Hände in der engen Längsgriffhaltung. Die Hände fassen in Stangenrichtung dicht voreinander. Wenn Sie sich hochziehen geht der Kopf dicht an der Stange vorbei – abwechselnd links und rechts.

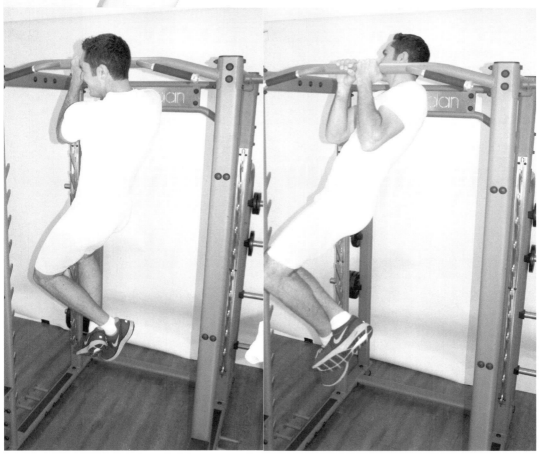

6. Welche Variante ist am effektivsten?

Machen Sie sich in den ersten acht Trainingswochen nicht allzu viele Gedanken über Übungsvarianten. Grundsätzlich brauchen Anfänger weniger Variation als Fortgeschrittene.

Die Effektivität des Klimmzugs hängt vor allem von Ihrem Körpergewicht und Ihrer individuellen Leistungsfähigkeit ab. Können Sie beispielsweise ein bis zwei Klimmzüge bewältigen, so stellt jede Einzelwiederholung eine annähernd maximale Kraftbelastung dar. Sind hingegen 30 Klimmzüge in der Serie möglich, dann ist die Muskelaktivierung bei den einzelnen Wiederholungen relativ gering.

Generell bleibt festzuhalten: Klimmziehen zum Nacken ist effektiver als zur Brust. Ein weiter Griff ist effektiver als eine enge Griffhaltung. Der Untergriff ist zwar für die Aktivierung des Bizeps günstiger als der Obergriff, doch für das Training des Latissimus, des breiten Rückenmuskels, spielt die Griffvariante keine Rolle.

Bei den Klimmzügen sollten die Ellbogengelenke in der tiefsten Position immer ein wenig gebeugt bleiben. Bei ganz gestreckten Armen ist nämlich kaum noch Muskelspannung vorhanden. Das Körpergewicht wird in diesem Fall nur noch durch die passiven Strukturen des Bewegungsapparates gehalten und die Belastung für Bänder, Knochen und Knorpel ist enorm.

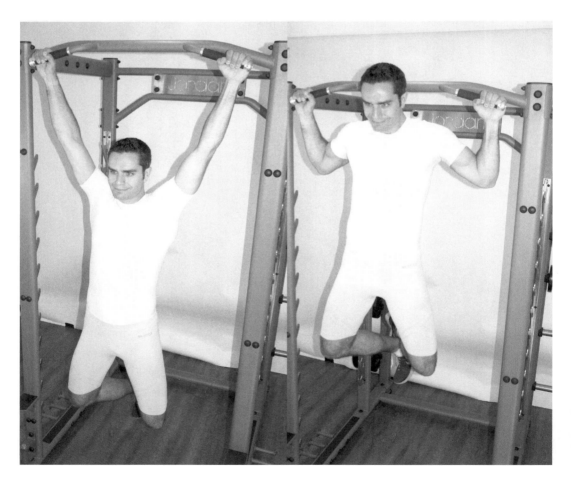

7. Meine Lieblingsübung

Meine Lieblingsübung ist die Klimmzug-Pyramide, bei der ich mit einer Wiederholung anfange und bis zur Pyramidenspitze immer eine Wiederholung mehr als zuvor mache. Bei fünf Wiederholungen am Stück an der Spitze habe ich dadurch allein in einem Pyramidensatz 15 Klimmzüge ausgeführt (1+2+3+4+5). Das ist eine sehr effektive Methode, um die Rücken- und Armmuskeln zu trainieren. Allmählich steigere ich mit dieser Methode auch die maximale Anzahl an Klimmzügen, die ich am Stück in einer Serie schaffe.

*

8. Klimmzüge: Vorteile auf einen Blick

Klimmzüge führen zu ...

- einem kräftigen Rücken, starken Armen und Bauchmuskeln.
- einer Entlastung der Wirbelsäule und somit Schmerzfreiheit im Rücken.
- einer schönen Körperform: V-Kreuz bei Männern und eine elegante, definierte Körperform bei Frauen.
- überdurchschnittlicher Fitness und Körperbeherrschung.

3. Liegestütze

Zu meinen Lieblingsübungen, die auch Bestandteil jedes Personal Trainings sind, gehören Liegestütze. Früher in der Schulzeit verschmäht und vielen Leuten bis heute verhasst, ist der Liegestütz eine der effektivsten Übungen überhaupt, um wirkungsvoll Fett zu verbrennen, die Oberkörpermuskulatur zu kräftigen, eine wohlgeformte Brust und schöne Arme zu bekommen. Ich zeige Ihnen, worauf Sie dabei achten sollten und wie Sie durch Variationen Abwechslung im Training schaffen können.

Liegestütze sind eine wunderbare Möglichkeit, um Ihre Brust-, Schulter-, Arm- und Rumpfmuskulatur ohne Zusatzgewichte zu trainieren. Es gibt zahlreiche Varianten und Schwierigkeitsgrade. Je nach Variante werden die Muskeln unterschiedlich stark beansprucht und auch der Kraftaufwand ist ein anderer. Der Liegestütz ist für alle Personen, die vorwiegend Zuhause ohne Hanteln trainieren, die wichtigste Übung für den großen Brustmuskel, der damit sehr effektiv gefordert wird.

Da die Belastung vom Körpergewicht und vom Trainingszustand abhängt, erweist sich der Liegestütz für die meisten nicht speziell auf Kraft trainierenden Fitness-Sportler als sehr intensive Übung. Die Intensität kann bei Untrainierten verringert werden, indem die Hebellänge verkürzt und ein Knieliegestütz durchgeführt wird. Erst wenn der Knieliegestütz perfekt ausgeführt werden kann, sollten Sie Liegestütze mit gestreckten Beinen absolvieren. Anfänger sollten immer mit weit auseinanderstehenden Füßen beginnen. Je enger die Füße zusammenstehen, desto schwerer wird die Übung.

Welche Muskeln trainieren Sie beim Liegestütz?

- Großer Brustmuskel (Pectoralis major)
- vorderer Anteil des Schultermuskels (Deltoideus anterior)
- Dreiköpfiger Oberarmmuskel (Trizeps)
- gesamte Bauchmuskulatur (u.a. Rectus abdominis)

Worauf müssen Sie beim Liegestütz achten?

Liegestütze sind eine Grundübung, die Bestandteil jedes Trainings sein sollte. Das Gute daran ist, Sie können sie immer und überall durchführen, ganz ohne Hilfsmittel. Sie brauchen dafür quasi nichts, nur ein Stück freier Fläche in Ihrer Körpergröße. Jedoch gibt es ein paar Dinge, die Sie bei der Übungsausführung beachten sollten.

Knieliegestütze

Gehen Sie auf die Knie, beugen Sie den Oberkörper nach vorn und stützen Sie sich auf die Hände. Wandern Sie nun mit den Händen so weit nach vorne, dass Oberschenkel und Rücken eine Linie bilden, d.h. Sie müssen die Hüfte nach vorn drücken. Spannen Sie Ihren Bauch an, damit der Körper steif wie ein Brett wird. So vermeiden Sie ein Durchhängen des Rückens. Die Unterschenkel können Sie überkreuzen, die Beine sind gebeugt. Die Handgelenke befinden sich direkt unter den Schultern, die Fingerspitzen zeigen nach vorne, die Ellbogen sind nah am Körper. Ihr Blick geht zum Boden, sodass sich Ihre Halswirbelsäule in Verlängerung zur Brustwirbelsäule befindet, d.h. Sie dürfen den Kopf nicht hängen lassen.

Achten Sie während der Bewegung auf Ihre Bauch- und auch Gesäßspannung, sodass der Rücken gestreckt bleibt. Der Bauchnabel zieht dabei fest zur Wirbelsäule. Dies verstärkt die Muskelspannung des Körpers und verleiht dem Rumpf Stabilität. Senken Sie sich nun in etwa vier Sekunden Richtung Boden ab, die Ellbogen zeigen angewinkelt nach hinten und gleiten möglichst dicht am Körper entlang. Das Kinn befindet sich jetzt wenige Zentimeter über dem Boden. Verharren Sie für ein bis zwei Sekunden dort und drücken Sie sich dann innerhalb von zwei bis drei Sekunden wieder nach oben zurück in die Ausgangsposition. Achten Sie darauf, dass Ihr Rücken immer gestreckt ist und die Bauchmuskeln angespannt bleiben.

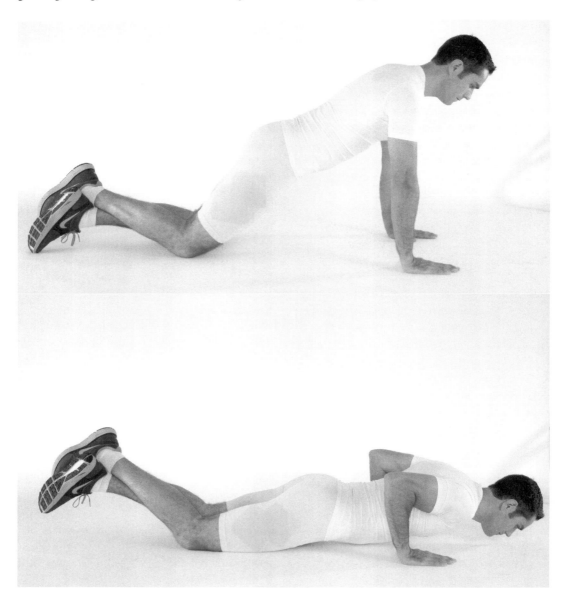

Standard-Liegestütze

Statt auf alle Viere gehen Sie in die Liegestützposition mit gestreckten Beinen. Die Hände werden schulterbreit aufgesetzt und befinden sich senkrecht unter den Schultern. Richten Sie den Blick nach unten, doch lassen Sie den Kopf dabei nicht hängen.

Jetzt den Bauch und das Gesäß anspannen, um den Rücken gerade zu halten – Rücken und Beine bilden eine Linie. Wenn Sie den Oberkörper absenken, werden die Ellbogen möglichst eng am Körper entlanggeführt. Stellen Sie sich vor, dass in Höhe des Bauchnabels auf dem Boden ein Messer senkrecht nach oben zeigt. Da Sie beim Absenken des Oberkörpers nicht erstochen werden möchten, sollten Sie den Bauch einziehen und damit anspannen. So gewährleisten Sie, dass Ihr Rücken nicht durchhängt und immer schön gestreckt bleibt. In der unteren Position verharren Sie kurz, um sich dann kontrolliert wieder nach oben zu drücken. Je langsamer Sie die Liegestütze durchführen, desto intensiver werden Ihre Muskeln beansprucht und desto effektiver ist die Übung. Vermeiden Sie es auf jeden Fall, die Liegestütze mit Schwung auszuführen. Damit vergeuden Sie Potenzial für den Muskelaufbau.

Wenn Sie die Finger weit auseinanderspreizen und fest in die Matte drücken, werden die Handgelenke entlastet. Das empfiehlt sich vor allem für die Frauen; sie haben weniger Kraft in den Muskeln, die die Gelenke stützen. Eine weitere, fortgeschrittene Variante ist es, Liegestütze auf den Fäusten auszuführen. Das ist ebenfalls schonender für die Handgelenke.

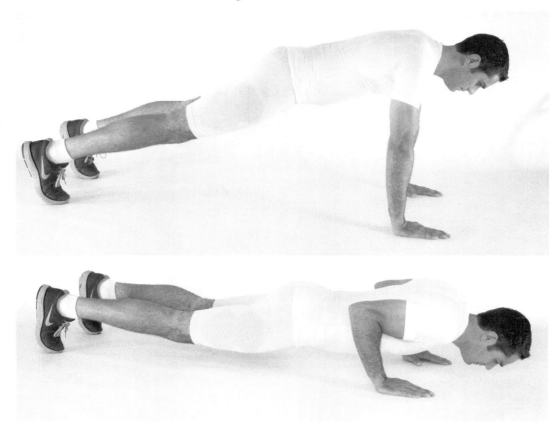

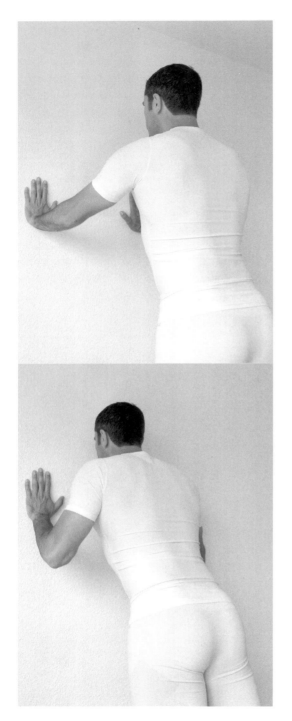

1. Wie trainieren Sie Liegestütze von ganz leicht zu schwer?

Durch Veränderung der Ausgangsposition, Hebelverhältnisse sowie Fuß- und Handstellungen können Sie die Intensität der Liegestütze variieren. Somit kann jeder mit Liegestützen beginnen, unabhängig von der Fitness, vom Alter oder Gewicht. Nachfolgend werde ich von leicht bis schwer drückende Oberkörperübungen vorstellen, die Sie durchführen können, um den Liegestütz zu trainieren.

Die Progressionsstufen
Stufe 1: Im Stand

Stellen Sie sich vor eine Wand und setzen Sie die Hände etwa schulterbreit in Brusthöhe auf die Wand auf, wie links gezeigt. Dann senken Sie den Oberkörper unter Ganzkörperspannung zwischen den Händen ab, indem Sie die Arme beugen. Achten Sie darauf, nicht in der Lendenwirbelsäule einzubrechen – halten Sie den Rücken gerade! Drücken Sie sich anschließend von der Wand wieder ab. Je enger die Füße zusammenstehen und je weiter entfernt von der Wand Sie die Füße positionieren – also je schräger Sie stehen – desto anstrengender wird die Übung. Alternativ können Sie den Liegestütz stehend am Türrahmen ausführen. Legen Sie die eine Hand auf den linken Türpfosten und die andere auf den rechten, bauen Sie eine Grundspannung auf und senken Sie den Körper ab. Natürlich sollte die Tür dabei geöffnet sein.

Stufe 2: An Fensterbrett, Tisch- oder Stuhlkante

Stützen Sie Ihre Hände schulterbreit in Brusthöhe auf einem Fensterbrett oder einer Tischkante auf, beugen Sie die Arme unter Absenkung des Oberkörpers und drücken Sie sich wieder ab. Allein mit Ihrer Fußstellung können Sie auch hier den Schwierigkeitsgrad beeinflussen: je weiter auseinander, desto einfacher. Auch auf einer Stuhlkante ist der Liegestütz möglich. Dies ist

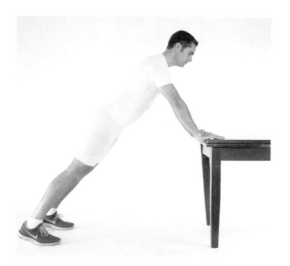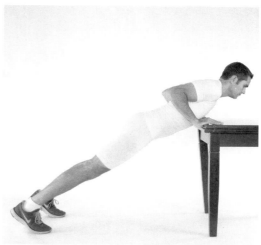

aufgrund des niedrigeren Neigungswinkels etwas schwieriger als auf der höheren Tischkante. Grundsätzlich gilt: Je tiefer die Hände aufge-

stützt werden, desto schwerer wird die Übung,
da mehr Gewicht auf die Arme verlagert wird.

Stufe 3: Auf Knien

Setzen Sie die Hände schulterbreit unter der Brust auf. Beide Knie haben ebenfalls Bodenkontakt. Drücken Sie die
Hüfte nach vorne, sodass Ihre Oberschenkel eine Linie mit
dem Rücken bilden. Senken Sie
das Brustbein dann zwischen
den Händen ab, während Sie
den Bauch angespannt halten.
Sobald Sie mit dem Kinn fast
den Boden berühren, drücken
Sie sich wieder nach oben. Der
Knieliegestütz verkürzt die Hebellänge und die Knie haben
Bodenkontakt nahe des Kör-
perschwerpunkts. Aus diesen
Gründen ist er leichter auszuführen als der Liegestütz mit gestreckten Beinen, aber schwerer
als Stufe 1 und 2, da die Hände
tief aufgestützt werden.

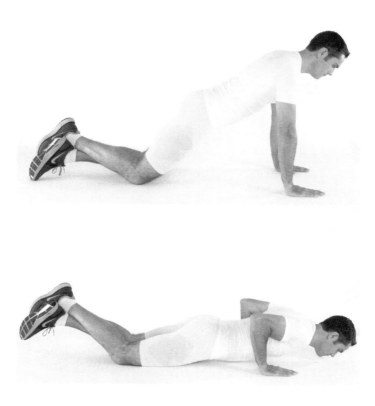

Stufe 4: Weiter Fußstand

Die 4. Stufe ist schon die erste Liegestütz-Variante mit gestreckten Beinen. Gehen Sie in die Ausgangsposition des Standard-Liegestützes mit gestreckten Beinen (s.o.). Setzen Sie Ihre Füße möglichst weit voneinander entfernt auf. Je weiter entfernt die Füße voneinander aufgestellt werden, desto größer ist die Auflagefläche und desto leichter fällt Ihnen der Liegestütz. Die Ausführung des Liegestützes ist ebenso wie oben beschrieben.

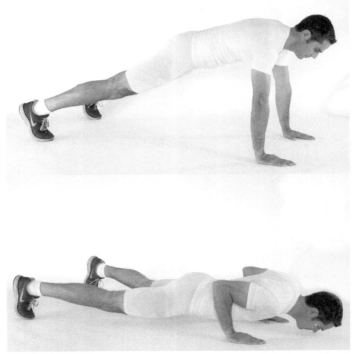

Stufe 5: Enger Fußstand

Je enger die Füße nebeneinander stehen, desto schwieriger wird der Liegestütz. Stehen die Füße unmittelbar nebeneinander, bilden diese nur „einen" Auflagepunkt. Zusammen mit beiden aufgesetzten Händen haben Sie hier also insgesamt drei Auflagepunkte, die das Körpergewicht halten. Im Gegensatz dazu hat die Stufe 4 mit breit aufgestellten Füßen insgesamt vier Auflagepunkte, auf denen sich das Körpergewicht verteilen kann – also einen mehr. So erklärt sich die geringere Belastung.

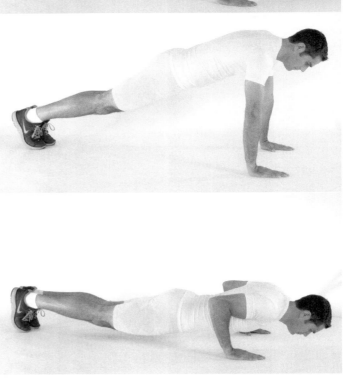

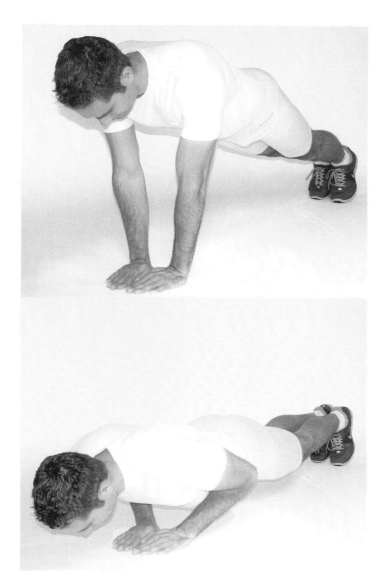

Stufe 6: Enger Hand- und Fußstand

Hierbei haben Sie quasi an nur zwei statt vier Punkten (vorne und hinten) Bodenkontakt, was den hohen Schwierigkeitsgrad begründet. Auch bei dieser Variante gilt: Je enger die Füße und Hände nebeneinander aufgesetzt sind, desto schwerer wird die Übung. Sie werden merken, dass durch die enge Handstellung die Schultermuskulatur und die Armstreckmuskeln (Trizepse) viel stärker gefordert werden. Haben Sie schwache Handgelenke ist es vielleicht ratsam, einmal auszuprobieren, sich auf den Fäusten aufzustützen. So werden Ihre Handgelenke nicht abgeklappt, was die Druckbelastung verringert.

Darüber hinaus gibt es viele weitere Möglichkeiten, die Übungen zu variieren bzw. mit anderen Übungen zu kombinieren und so die Intensität zu steigern.

2. Welche Liegestütz-Varianten gibt es?

Neben den bereits vorgestellten Liegestützen können Sie auch Abwandlungen ausprobieren; jede bietet eine andere Art der Belastung. Meinem subjektiven Belastungsempfinden nach habe ich versucht, die verschiedenen Varianten hinsichtlich ihres Schwierigkeitsgrades zu ordnen. Wobei festzustellen bleibt, dass keine dieser Varianten wirklich „leicht" ist.

2a. Liegestütz-Varianten ohne Hilfsmittel
Stufe 1: Weiter Liegestütz

Legen Sie die Hände weit voneinander entfernt auf, statt sie schulterbreit nebeneinander zu stellen. Ihre Brustmuskeln werden dadurch stärker aktiviert, weil Ihre Arme weniger mithelfen können. Ihre Beine können Sie ebenfalls spreizen (leichter) oder eng nebeneinander stellen (schwerer). Während beim Standard-Liegestütz angestrebt wird, die Ellbogen möglichst eng am Körper entlang gleiten zu lassen, ist das bei dieser Variante mit weit aufgestellten Händen nicht möglich. Sie sollten wissen: Wenn die Ellbogen seitlich abgespreizt werden, erhöht sich die Belastung des Schultergelenks.

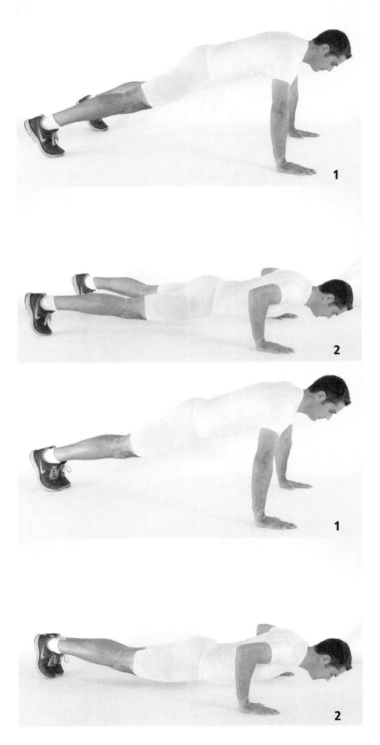

Stufe 2: Handschlag-Liegestütz

Berühren Sie nach jedem Liegestütz mit einer Hand die andere Hand und umgekehrt. Dadurch stützen Sie sich für kurze Zeit nur mit einem Arm ab, wodurch der Körper dann nur drei statt vier Auflagepunkte hat. Ihre Rumpfmuskulatur wird bei dieser Liegestütz-Variante stark gefordert, um die Gewichtsverlagerung auszutarieren. Gleichzeitig ist es eine gute Vorbereitungsübung für einhändige bzw. einarmige Liegestütze. Je langsamer Sie die Handbewegung ausführen, desto schwerer wird es.

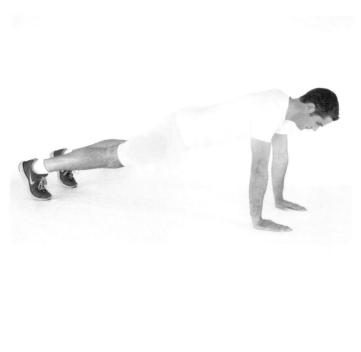

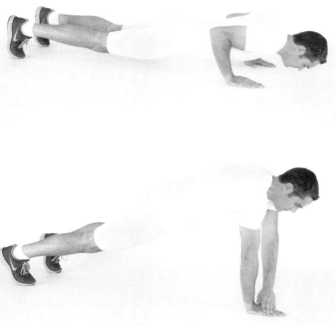

Stufe 3: Schulterschlag-Liegestütz

Berühren Sie nach jedem Liegestütz einmal kurz die gegenüberliegende Schulter. Je langsamer Sie das Ganze ausführen, desto intensiver ist die Übung. Das ist die Steigerungsform des Handschlag-Liegestützes und eine gute Vorbereitung nicht nur für die einarmigen Liegestütze, sondern ebenso für den später folgenden dynamischen Liegestütz, bei dem die Hände den Boden kurz verlassen und sich in der Luft berühren.

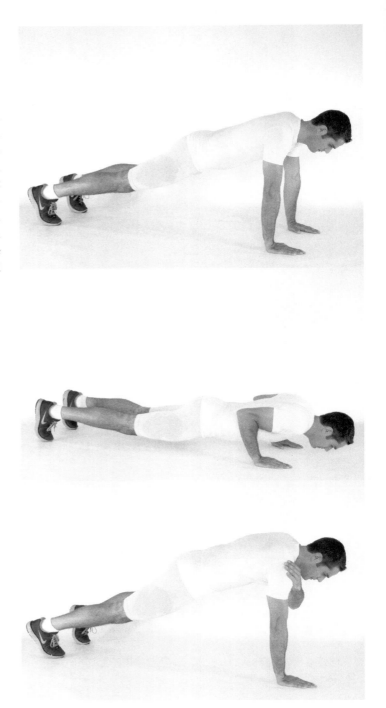

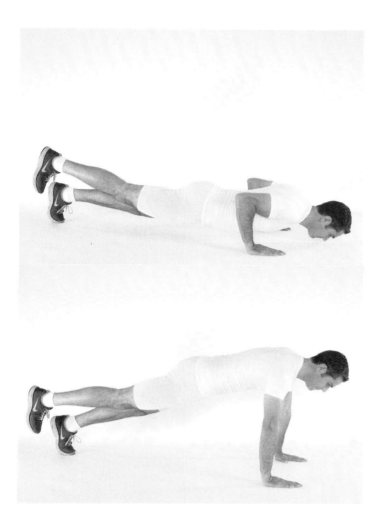

Stufe 4: Einbeiniger Liegestütz

Heben Sie während des Liegestützes ein Bein an. Alternativ können Sie auch ein Bein auf dem anderen ablegen. Dadurch erreichen Sie wieder die erschwerte Dreipunktbelastung (zwei Hände und ein Fuß) und bilden somit das klassische „Liegestützdreieck". Sobald Sie ein gestrecktes Bein während des Liegestützes anheben, aktivieren Sie auf dieser Seite gleichzeitig Ihre Gesäßmuskulatur und den unteren Rücken. Damit schlagen Sie zwei Fliegen mit einer Klappe: Nicht nur die Oberkörpervorderseite wird trainiert, sondern auch die Rückseite des Rumpfes.

Stufe 5: Liegestütz-Brett-Kombination

Wechseln Sie zwischen der Liegestütz- und der Brettposition im frontalen Unterarmstütz. Das ist eine super Bauchübung! Versuchen Sie dabei möglichst wenig mit der Hüfte hin und her zu schwingen. Je stabiler Sie diese halten können, desto besser, weist dies doch auf eine gut trainierte Rumpfmuskulatur hin! Bei dieser Kombinationsübung starten Sie im Liegestütz. Dann setzen Sie erst den linken Unterarm auf die Matte und anschließend den rechten. Halten Sie den Unterarmstütz mindestens eine Sekunde und achten Sie dabei auf eine gute Körperspannung! Dann setzen Sie wieder zuerst die rechte Hand auf, gefolgt von der linken Hand. Drücken Sie sich gleichzeitig zurück nach oben in den Liegestütz. Anschließend beginnen Sie mit der linken Seite, sodass beide Seiten abwechselnd den Ellbogenstütz einleiten.

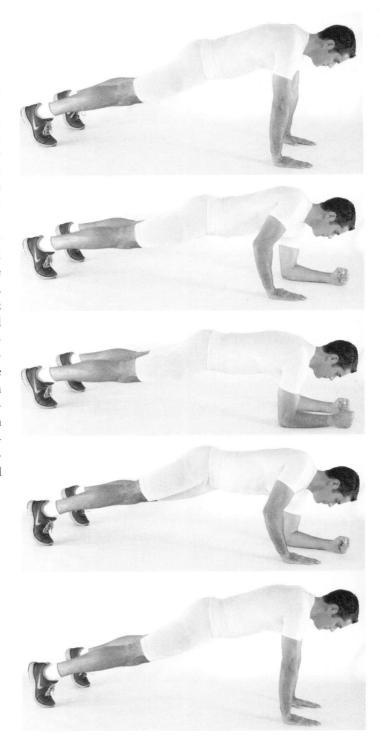

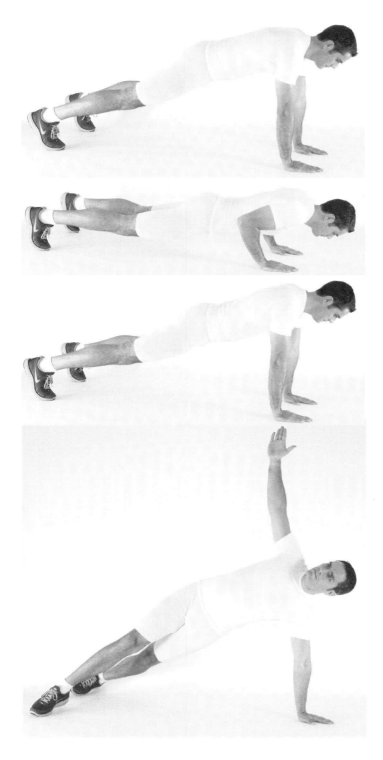

Stufe 6: Rotationsliegestütz

Klappen Sie sich nach jedem Liegestütz zur Seite auf, indem Sie die Füße drehen und sich nur auf einem Arm abstützen. In der Endposition ist Ihre seitliche Bauchmuskulatur angespannt. Bei dieser Liegestütz-Variante brauchen Sie schon viel Kraft in den Armen, besonders in den Schultern und Armstreckern (Trizeps), um das Körpergewicht mit einem Arm in der Horizontalen zu halten. Während bei der Standard-Liegestütz-Position primär die gerade Bauchmuskulatur arbeiten muss, erreichen Sie durch die Rotation des Körpers eine Verlagerung auf die schräge bzw. seitliche Rumpfmuskulatur. Zudem werden Ihre Außenschenkel (Abduktoren) in der aufgeklappten Position gekräftigt. Entweder Sie klappen sich nach jedem Liegestütz nur zu einer Seite auf oder Sie können sich auch nacheinander erst zur einen und dann zur anderen Seite aufklappen, bevor der nächste Liegestütz ansteht.

Stufe 7: Liegestütz mit frontalem Beinzug

Ziehen Sie nach jedem Liege-stütz die Knie im Wechsel unter die Brust, einmal rechts und einmal links. Durch den Bein-zug werden die geraden Bauch-muskeln zusätzlich aktiviert. Das ist eine sehr gute Kombina-tionsübung, bei der immer ein Fuß den Boden verlässt. Versu-chen Sie dabei, die Knie mög-lichst weit nach vorn unter die Brust zu schieben. Je besser dies gelingt, desto stärker spüren Sie die Bauchmuskeln. Noch schwerer wird diese Übungsva-riante, wenn Sie den sog. „Berg-steiger" einbauen. Die Knie werden dabei, statt nur je ein-mal, mehrmals nacheinander in schnellem Tempo dynamisch unter die Brust gezogen. Sie könnten nach jedem Liegestütz zehn dieser dynamischen Bein-züge anstreben, bevor Sie den nächsten Liegestütz ausführen. Nicht nur Ihre Kraft, sondern auch Ihre Ausdauer wird von dieser intensiven „Bergsteiger-Bewegung" profitieren.

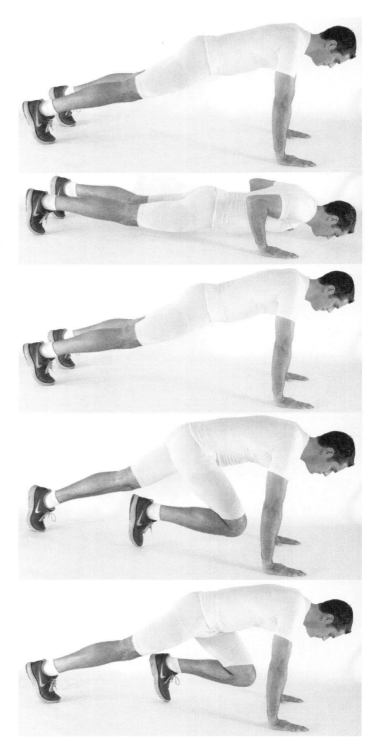

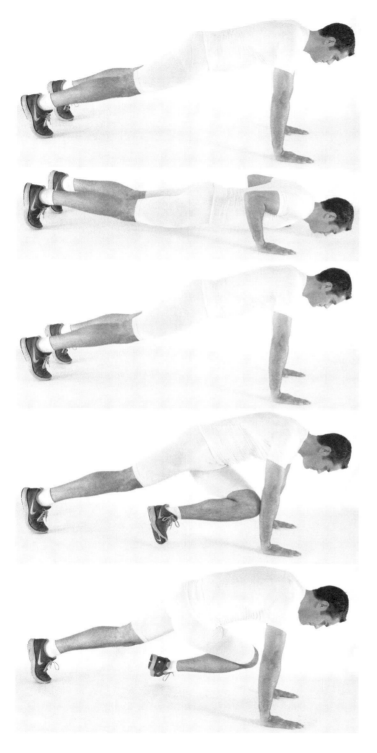

Stufe 8: Liegestütz mit diagonalem Beinzug

Statt die Beine zur Brust zu ziehen, werden nach jedem Liegestütz die Knie nacheinander diagonal zum gegenüberliegenden Arm geführt. Dadurch werden die schrägen Partien der Bauchmuskeln stärker aktiviert. Ihr Ziel sollte es tatsächlich sein, mit dem rechten Knie den linken Arm kurz zu berühren und umgekehrt. Das wird Ihnen am Anfang wahrscheinlich nicht gelingen, doch je mehr Sie üben, desto besser wird es klappen. Legen Sie mehr Wert auf eine qualitativ hochwertige Übungsausführung jeder einzelnen Wiederholung, statt besonders viele Liegestütze mit nur „halben" diagonalen Beinzügen zu absolvieren. Nicht nur Ihre Haltekraft wird dadurch gestärkt, sondern ebenso die Beweglichkeit und Mobilität Ihrer Hüfte.

Stufe 9: Spiderman-Liegestütz

Das ist eine Form des einbeinigen Liegestützes, wobei in der tiefen Position ein Bein angewinkelt und seitlich vom Körper in Richtung des Ellbogens angezogen wird. Das ähnelt der Fortbewegung des Comic-Helden „Spiderman". Der Unterschied zu den vorherigen beiden Varianten besteht darin, dass die Knie nicht unter die Brust gezogen, sondern bei geöffneter Hüfte seitlich abgespreizt werden. Außerdem findet der Beinzug nicht nach dem Liegestütz statt, sondern schon währenddessen – also parallel zur Armbeugebewegung. Das macht diese Variante sehr schwierig. Der seitliche Beinzug bewirkt eine intensive Aktivierung der seitlichen Bauchmuskulatur.

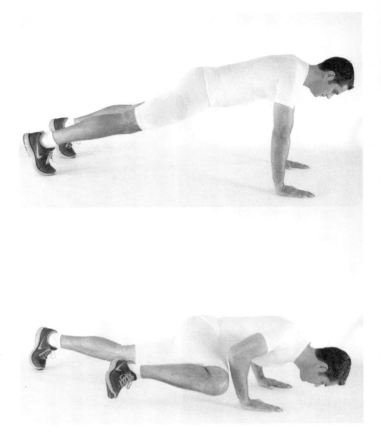

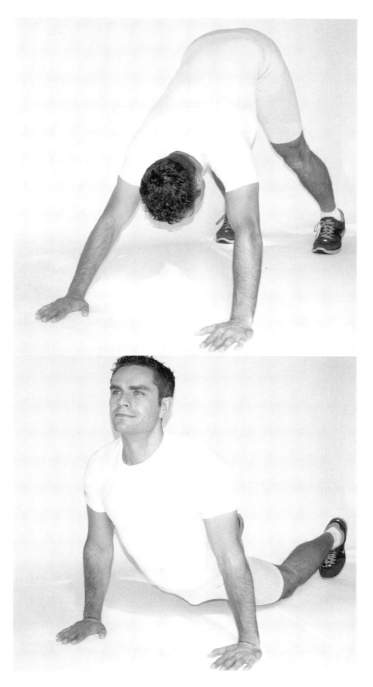

Stufe 10: Yoga-Liegestütz

In der Anfangsposition ist die Hüfte gebeugt (das Gesäß wird hochgedrückt) – bei gestreckten Armen, gestrecktem Rumpf und gestreckten Beinen („herabschauender Hund" im Yoga). Sie spüren hierbei eine Dehnung in der Beinrückseite und im Rücken. In der Endposition biegt sich der Körper in die entgegengesetzte Richtung. Strecken Sie während der Bewegung die Hüfte nach vorn und nehmen Sie den Kopf in den Nacken. Nur die Hände und Füße haben Bodenkontakt. In der Endposition dehnen Sie bei Überstreckung des Rückens die Oberkörpervorderseite und den Hüftbeugemuskel. Die Übung besteht im Prinzip nur im Wechsel aus Hüftbeugung und Hüftstreckung, wobei natürlich der gesamte Körper mit einbezogen wird. Yoga-Liegestütze machen die Schulter-, Wirbelsäulen- und Hüftgelenke beweglicher.

Stufe 11: Versetzter Liegestütz

Statt die Hände parallel nebeneinander aufzulegen, setzten Sie die Hände versetzt auf, also eine Hand oberhalb der Brust, die andere darunter. Je größer der Abstand zwischen den Händen ist, desto schwieriger wird es. Der enge Abstand (oben) ist nicht so schwer wie der weite (darunter). Da die untere Hand dem Körperschwerpunkt näher ist, wird diese deutlich mehr belastet. Das heißt, der untere Arm mit der entsprechenden Brustseite wird mehr gefordert, was die einarmige Kraft verbessert. Somit ist dies auch eine gute Vorbereitungsübung für einhändige bzw. einarmige Liegestütze.

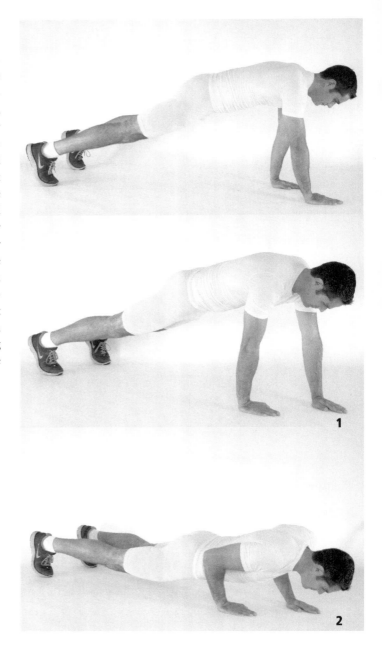

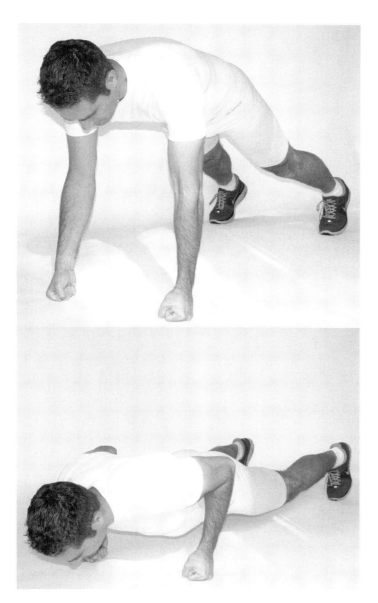

Stufe 12: Liegestütz auf Fäusten

Ballen Sie die Hände zu Fäusten und legen Sie diese schulterbreit in Brusthöhe auf. Bauen Sie Spannung in den Unterarmen auf! Gleiten Sie bei der Bewegung mit den Armen eng am Körper entlang. Liegestütze auf Fäusten haben den Vorteil, dass weniger Druck auf Ihrem Handgelenk lastet. Letzteres ist im Gegensatz zur abgeklappten Hand gestreckt. Der Handrücken befindet sich also in einer Linie mit den Unterarmen, wenn die Faust auf der Matte aufgesetzt ist. Dennoch sind Liegestütze auf Fäusten schwerer auszuführen als die gewöhnlichen mit aufgesetzter Hand. Das liegt daran, dass Sie mit aufgesetzten Händen deutlich mehr Auflagefläche haben, auf die sich Ihr Körpergewicht verteilen kann. Ich würde Ihnen dennoch die „Faustvariante" empfehlen, sofern Sie keine Schmerzen in den Fingerknöcheln verspüren.

Stufe 13: Liegestütz auf nach innen gedrehten Fäusten

Drehen Sie die Fäuste 90 Grad nach innen, sodass die Handrücken vom Körper wegzeigen. Die Fäuste werden etwas höher und weiter als schulterbreit aufgesetzt. Durch die Innenrotation der Arme können Ihre Ellbogen bei dieser Variante nicht mehr eng am Körper entlang gleiten. Stattdessen werden sie nach außen gespreizt. Das macht die Übung etwas schwerer als die vorhergehende. Der vordere Anteil Ihrer Schultermuskeln wird auch stärker beansprucht.

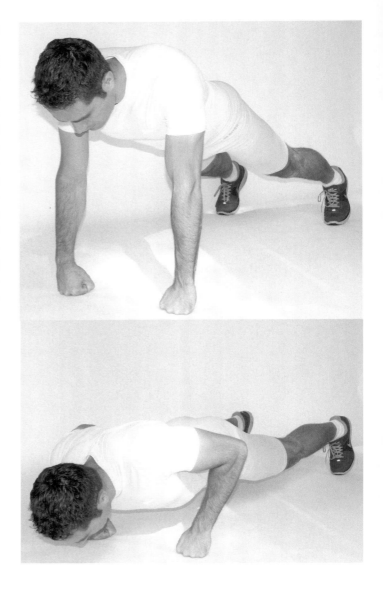

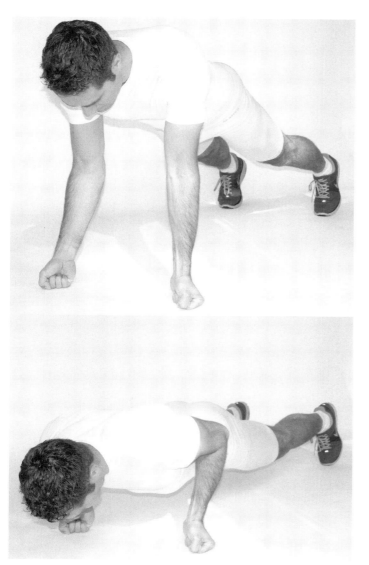

Stufe 14: Trizeps-Liegestütz auf nach außen gedrehten Fäusten

Setzen Sie die Fäuste etwa schulterbreit in Schulter- bis Brusthöhe auf. Drehen Sie die Fäuste etwa 45 Grad nach außen, sodass Ihre Oberarme nach vorn zeigen. In der Beugephase gleiten Ihre Ellbogen eng am Körper entlang. Spannen Sie ganz bewusst die Muskulatur auf der Oberarmrückseite an. Wie der Name verrät, werden Ihre Trizepse (Armstrecker) intensiv gefordert. Ein stark ausgeprägter Trizeps sorgt für harmonisch geformte Arme. Durch die ungewohnte Stellung der Hände wird diese Übung als schwieriger empfunden als wenn die Fäuste andersherum gedreht sind.

Stufe 15: Liegestütz mit diagonalem Arm- und Beinheben

Nach jedem Liegestütz heben Sie gleichzeitig den rechten Arm und das linke Bein an. Danach andersherum. Diese Übung hat's in sich! Durch das gleichzeitige Anheben von Arm und Bein haben nur noch zwei statt vier Punkte Bodenkontakt. Die besondere Herausforderung besteht darin, dass Sie unter vollständiger Körperspannung Ihr Gleichgewicht halten. Je kräftiger Ihre Körpermitte ist, desto leichter wird es Ihnen fallen. Diese Variante schult Ihre koordinativen Fähigkeiten und kräftigt – abgesehen von Brust, Schulter und Trizeps – die komplette Rumpfmuskulatur.

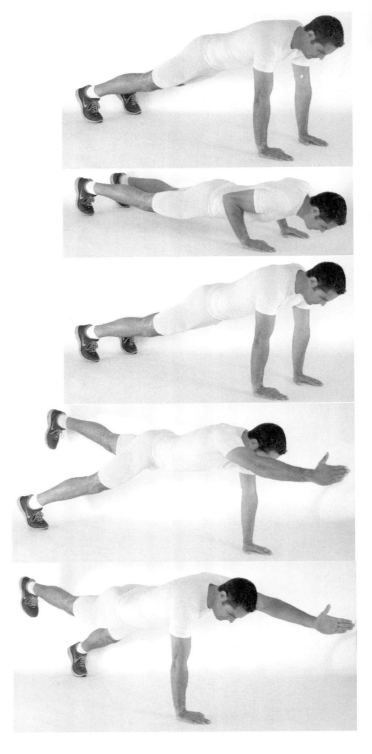

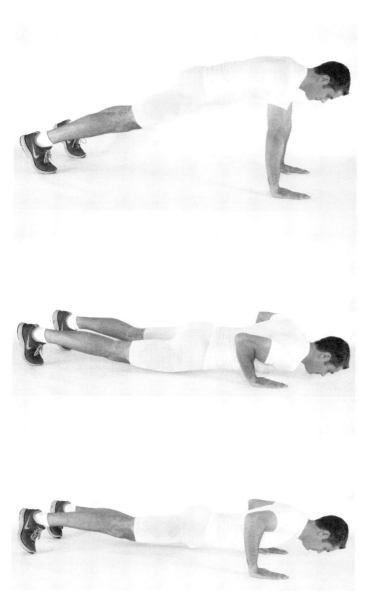

Stufe 16: Liegestütz mit Gewichtsverlagerung

Verlagern Sie das Körpergewicht in der tiefen Liegestützposition von einer Hand zur anderen. Sie können entweder nach jedem normalen Liegestütz einmal oder mehrmals das Gewicht seitlich verlagern oder Sie führen es als eigenständige Übung durch. Je langsamer Sie die Gewichtsverlagerung realisieren, desto schwerer wird es. Nicht nur Ihre Armmuskulatur wird dabei extrem gefordert, sondern auch Ihre Geraden Bauchmuskeln. Sie bereiten sich mit dieser Übung optimal auf die einhändigen Liegestütze vor!

Stufe 17: Tauchliegestütz
(Hindu-Liegestütz)

Hindu-Liegestütze sind eine Erweiterung der Yoga-Liegestütze. Gehen Sie zunächst in den „herabschauenden Hund": Hüfte gebeugt (das Gesäß ist höchster Punkt); Arme, Rücken und Beine gestreckt, Brustbein nach unten gedrückt. Tauchen Sie nun halbkreisförmig knapp über dem Boden zwischen den Händen von unten nach vorn oben durch. Stellen Sie sich vor, Sie würden auf dem Boden staubsaugen, wobei Ihr Mund die Saugöffnung bildet. Am Ende ist der Körper überstreckt in der entgegengesetzten Richtung (den Kopf in den Nacken nehmen). Gehen Sie in die Ausgangsposition zurück, indem Sie die Tauchbewegung rückwärts ausführen. Die Übung trainiert besonders Ihre Schultern und macht Sie beweglicher.

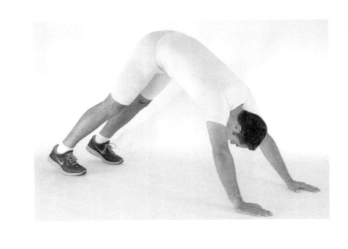

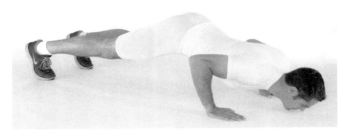

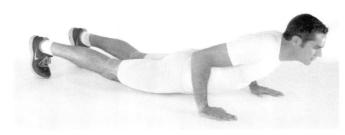

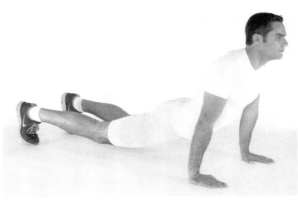

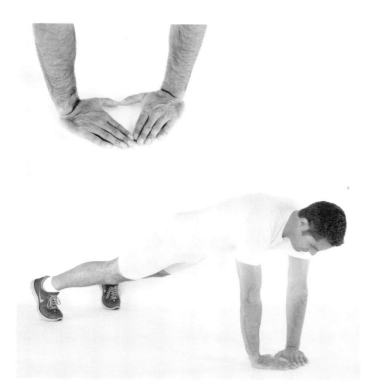

Stufe 18: Diamant-Liegestütz

Setzen Sie die Hände so auf, dass Daumen und Zeigefinger sich berühren und einen „Diamanten" formen, d.h. die Daumen und Zeigefinger bilden ein Dreieck. In der Armbeugephase werden Ihre Ellbogen etwas seitlich abgespreizt. Diese Haltung bewirkt, dass Ihre Trizepse und Schultern stärker beansprucht werden. Meistern Sie die Diamant-Liegestütze, sind Sie bereit für den engen Liegestütz.

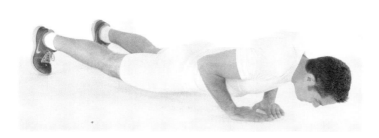

Stufe 19: Enger Liegestütz

Legen Sie die Hände ganz dicht nebeneinander. Je dichter, desto mehr fordern Sie Ihren Trizeps, d.h. die Oberarmrückseite. Ihre Füße stehen hüftbreit oder unmittelbar nebeneinander (das macht es schwerer); in diesem Fall würde das Körpergewicht an nur zwei Auflagepunkten gestützt. Ihre Rumpfspannung ist jetzt ganz wichtig: Brechen Sie nicht in der Lendenwirbelsäule ein! In der tiefen Liegestützposition sollten Ihre Ellbogen eng am Körper sein. Wenn Ihre Hände dabei schmerzen oder Sie noch schwache Handgelenke haben, stützen Sie sich auf die Fäuste.

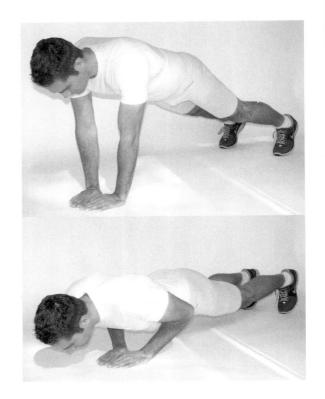

Stufe 20: Liegestütz mit weit vorn aufgesetzten Händen

Setzen Sie die Hände weit nach vorn oberhalb des Kopfes statt in Höhe der Brust auf. Je weiter Sie die Hände vorsetzen, desto schwerer wird der Liegestütz. Aufgrund des verlängerten Armhebels kann bei dieser Variante Ihre Brustmuskulatur viel weniger mithelfen, weshalb Ihre Arme mehr Arbeit verrichten müssen. Auch Ihr Bauch muss steif wie ein Brett sein, damit die Ausgangs- und Endposition überhaupt gehalten werden kann. Diese Übung ist wirklich schwer, also nur für erfahrene Leute geeignet, die schon viele Liegestützvarianten trainiert haben und nach Abwechslung suchen.

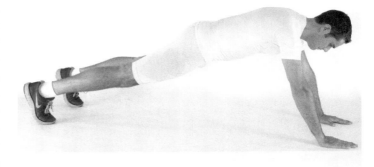

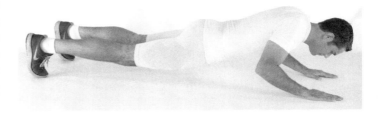

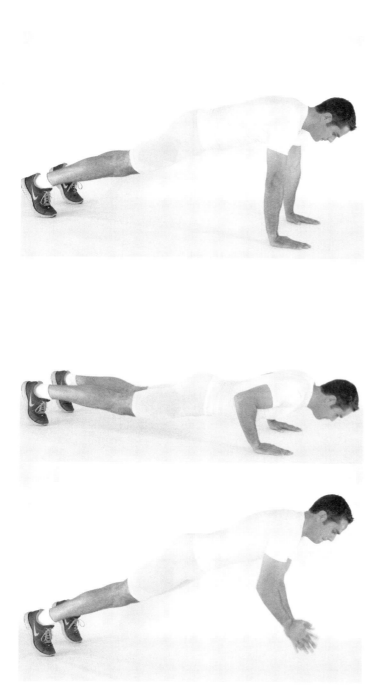

Stufe 21: Dynamischer Liegestütz

Drücken Sie sich mit viel Schwung nach oben, sodass Sie in die Hände klatschen können. Ihre Füße behalten Bodenkontakt. Diese Übung trainiert Ihre Schnellkraft und Reaktionsfähigkeit. Starten Sie in der tiefen Liegestützposition und drücken Sie sich explosiv nach oben. Zunächst reicht es, wenn Ihre Hände wenige Zentimeter den Boden verlassen. Sobald Sie sicherer werden, können Sie versuchen, in die Hände zu klatschen. Dafür müssen Sie sich jedoch noch höher abdrücken. Behalten Sie die Spannung im Oberkörper bei, wenn Sie die Hände anschließend wieder aufsetzen, ohne im unteren Rücken „einzubrechen" und nutzen Sie die Schwerkraft, um in die tiefe Ausgangsposition zurückzukehren. Wichtig ist, dass Ihre Muskeln die Bewegung zu jedem Zeitpunkt kontrollieren, um Stabilität im Schultergelenk und in der Wirbelsäule zu gewährleisten.

Stufe 22: Dynamischer Liegestütz mit Sprung

Klatschen Sie in der Luft nicht nur in die Hände, sondern drücken Sie sich so kraftvoll ab, dass auch Ihre Füße den Boden verlassen. Für einen Moment haben Sie keinen Bodenkontakt mehr! Das ist die Steigerungsform der vorherigen Variante – es ist ein tolles Gefühl zu fliegen! Mögen Sie es noch „abgefahrener", klatschen Sie Ihre Hände hinter dem Rücken zusammen und landen wieder normal. Weiterhin können Sie zwei Stufen einbauen, von denen Sie mit den Händen zunächst herunterspringen und später auch wieder heraufspringen. Dynamische Liegestütze gehören zu den sog. „plyometrischen Übungen". Sie wurden ursprünglich von den Russen zur Verbesserung der Schnellkraft und Explosivität entwickelt. Die Basis stellt dabei der Dehnungs-Verkürzungs-Zyklus des Muskel-Sehnen-Komplexes dar.

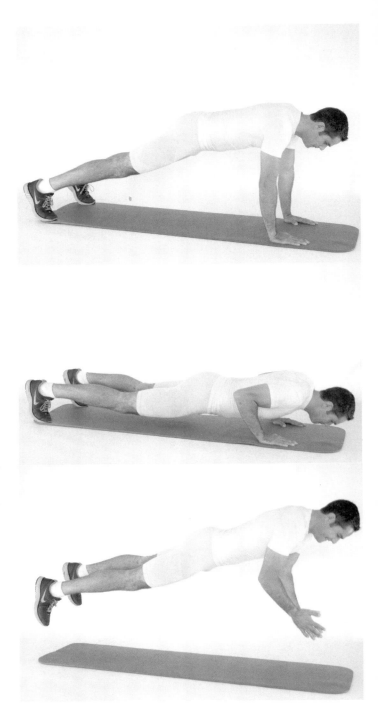

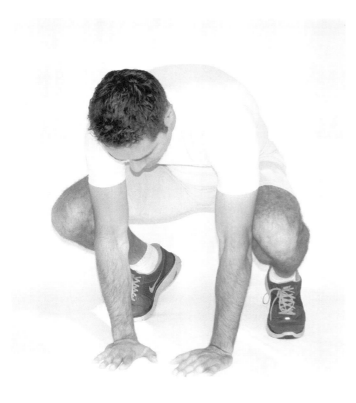

Stufe 23: Chinesischer Handstand-Liegestütz (»Kranich« im Yoga)

Legen Sie beide Knie auf die Oberarme, halten Sie das Gleichgewicht, senken Sie den Körper ab und drücken Sie sich wieder hoch. Es wird Ihnen zunächst schwer fallen, überhaupt Ihr Gleichgewicht auf den Händen zu halten, schließlich müssen Sie den ganzen Körper darauf tragen. Als kleinen Trick empfehle ich Ihnen, die Ellbogen unter die Oberschenkel zu klemmen, wobei Knie und Oberarme gegeneinander drücken. Das verleiht Ihnen mehr Stabilität. Versuchen Sie zunächst, möglichst lange die Balance in der Ausgangsposition zu halten, bevor Sie damit beginnen, den Körper tatsächlich abzusenken. Reicht Ihnen die Intensität immer noch nicht? Dann versuchen Sie doch, ein Bein nach hinten zu strecken, während die Arme gebeugt sind!

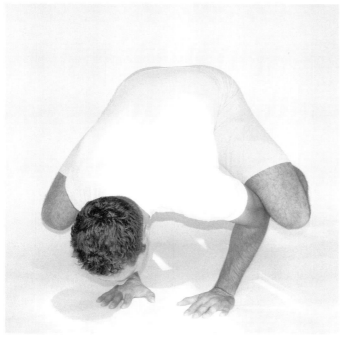

Stufe 24: Einarmiger Liegestütz

Liegestütze auf einem Arm sind sehr schwer. Hierbei geht's um eine geschickte Gewichtsverlagerung und viel Kraft. Um nicht zu schummeln, können Sie den anderen Arm auf dem Rücken ablegen. Einarmige Liegestütze sind nicht mit einhändigen zu verwechseln. Bei letzteren ruht eine Hand immer auf einer Erhöhung und kann somit passiv bei der Bewegung mithelfen. Das geht bei der einarmigen Variante nicht mehr. Trainieren Sie die einarmigen Liegestütze zunächst aufrecht stehend an der Wand und lassen Sie den Winkel immer größer werden (Tisch, Stuhl, Bett), bis zur Horizontalen auf dem Boden. Stellen Sie die Füße möglichst weit auseinander und spannen Sie den Bauch fest an.

Am einfachsten ist es, wenn die Hand ein paar Zentimeter oberhalb der Schulter aufgestützt wird. Halten Sie Ihr Becken parallel zum Boden, d.h. drehen Sie den Körper nicht zur Seite auf, wenn Sie den Arm beugen. Achten Sie während des Herabgehens darauf, dass der Ellbogen eng am Körper und der Schultergürtel gerade bleibt, also parallel zum Boden. Diese Liegestütz-Variante empfehle ich Ihnen erst, wenn Sie die vorherigen problemlos gemeistert haben. Selbst wenn Sie 40 klassische Liegestütze am Stück schaffen, bedeutet es nicht, dass Sie in der Lage sind, auch nur einen einarmigen Liegestütz zu meistern! Sie müssen sich Schritt für Schritt herantasten.

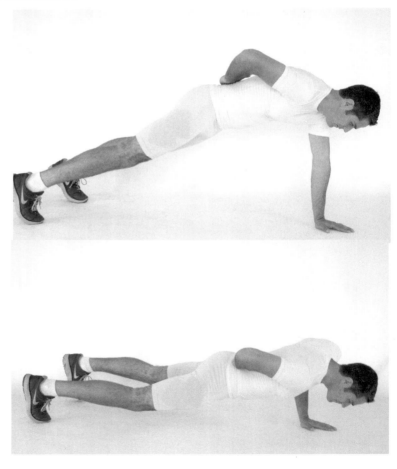

2b. Liegestütz-Varianten mit einfachen Hilfsmitteln

Liegestütze können statt an Ort und Stelle auch mit Raumgewinn durchgeführt werden. Beispielsweise bietet sich der Spiderman-Liegestütz (s.o.) an, im Diagonalschritt vorwärts zu krabbeln. Ebenso können Sie im Liegestütz vorwärts, seitlich oder rückwärts über den Boden „wandern".

Während ich die zuvor aufgeführten Liegestütze alle allein mit dem eigenen Körpergewicht und veränderten Hand- und Fußstellungen ausgeführt habe, möchte ich Ihnen hier noch weitere Varianten mit einfachen Hilfsmitteln vorstellen, wie Handtücher, Stufen, Griffe, Stühle, Kurzhanteln, Schlingentrainer, Medizin- oder Gymnastikbälle. Abwechslung und Spaß bleiben also nicht auf der Strecke.

Liegestütz an einer Querstange (weiter Griff)

Suchen Sie sich eine quer zum Boden verlaufende Stange. Gehen Sie in den Liegestütz, umgreifen Sie die Stange und senken Sie den Oberkörper ab, bis Ihre Brust die Stange berührt. Abgesehen von Brust, Schulter, Trizeps und Bauch trainieren Sie auch Ihre Griffkraft, also die Muskeln in Händen und Unterarmen. Senken Sie den Oberkörper bis auf die Stange ab. Trainieren Sie z.B. an einer sog. Multipresse in Ihrem Fitness-Studio, gibt es die Möglichkeit, die Stange in der Höhe zu verstellen. So können Sie wunderbar die Intensität verändern. Je tiefer die Stange liegt, desto schwieriger wird es.

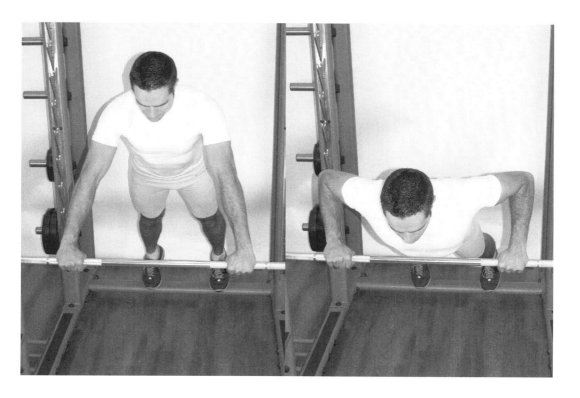

Liegestütz an einer Querstange (enger Griff)

Greifen Sie die Stange so eng wie möglich. Das erschwert die zuvor beschriebene Übung und fordert Ihren Trizeps stärker. Um die Gelenke zu schonen, achten Sie darauf, Ihre Handgelenke nicht seitlich oder zum Handrücken hin abzuklappen. Der Handrücken sollte im Idealfall stets auf einer Linie mit den Unterarmen bleiben. Lassen Sie die Ellbogen in der Armbeugephase eng am Körper entlanggleiten. Beginnen Sie am besten nicht mit der ganz engen Handstellung, sondern verringern Sie den Abstand von weniger als schulterweit immer mehr, bis die Hände nebeneinander aufgestützt werden. Das ermöglicht Ihrem Körper, sich an die veränderte Belastung schrittweise anzupassen.

Liegestütz auf Griffen

Es gibt spezielle Griffe für Liegestütze. Die bieten den Vorteil, dass Sie den Liegestütz nicht auf Ihrem Handballen ausführen müssen und somit weniger Druck auf Ihrem Handgelenk lastet. Außerdem erlaubt die Erhöhung der Hände, tiefere Liegestütze auszuführen, was die Brustmuskeln maximal beansprucht. Sie haben die Möglichkeit, die Griffe beliebig zu positionieren, also eng, weit, parallel (siehe rechts), schräg oder auf einer Linie hintereinander. Stützen Sie sich so darauf, dass Ihre Handrücken eine Linie mit den Unterarmen bilden, und spannen Sie Ihre Unterarme mit an. So trainieren Sie zusätzlich die Griffkraft, was Ihnen auch bei Klimmzügen hilft. Abgesehen von den klassischen Liegestützgriffen gibt es auch solche mit einem Drehgewinde, die eine Rotation im Handgelenk ermöglichen. Damit können Sie die Übung noch intensiver gestalten.

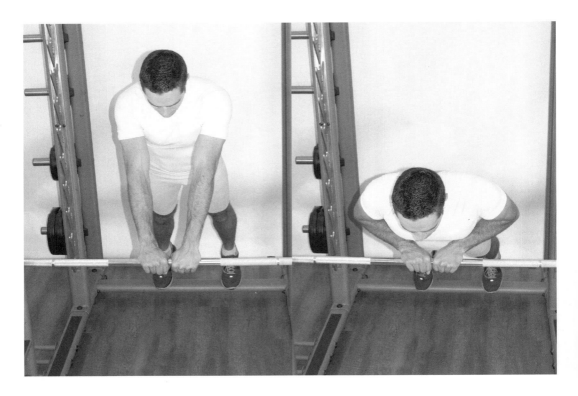

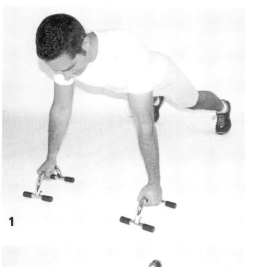

Liegestütz auf Griffen (quer)

Sie können die Griffe auch quer zum Körper (statt parallel) hinstellen (siehe unten). In diesem Fall zeigen Ihre Ellbogen nach außen. Bei der Quer-Variante ist der Bewegungsumfang von Ausgangs- bis zur Endposition nicht ganz so groß wie bei der parallelen. Statt unter der Brust stehen die Griffe seitlich davon. Die Ellbogen werden seitlich abgespreizt. Ihre Schultern werden dadurch stärker beansprucht. Wenn ich mich entscheiden müsste, würde ich Ihnen eher die parallele Griff-Variante empfehlen, um keine Überlastung im Schultergelenk zu provozieren.

1

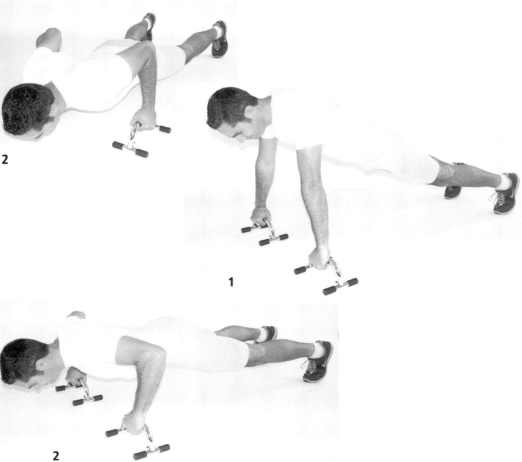

2

1

2

Liegestütz am Schlingentrainer

Der Schlingentrainer führt zu Instabilität im Oberkörper, die durch die Muskulatur ausgeglichen werden muss, während Ihre Füße auf dem Boden stehen. Je schräger Sie stehen, desto schwerer wird es. Beginnen Sie also zunächst aufrecht, um ein Gefühl dafür zu bekommen. Können Sie beide Seiten gut ausbalancieren, gehen Sie immer weiter in Vorlage. Die Bauchspannung ist hier ganz wichtig, um im Rücken nicht „einzubrechen". Die Liegestütze am Schlingentrainer schulen die Koordinationsfähigkeit und verbessern die Muskelqualität im Oberkörper, da das Zusammenspiel von Nerven und Muskeln verfeinert wird. Deshalb wird es auch als neuromuskuläres Training oder intramuskuläres Koordinationstraining bezeichnet.

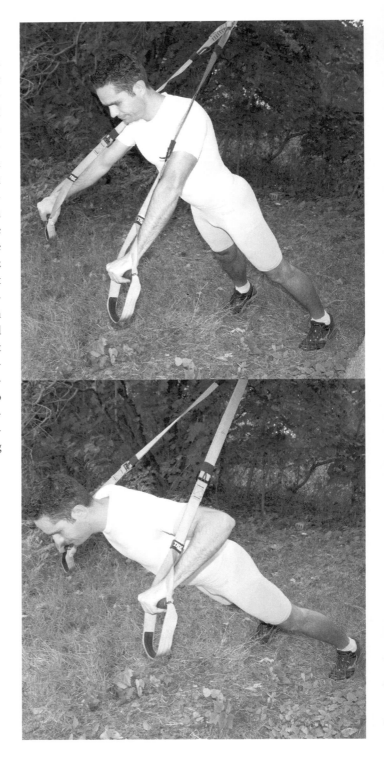

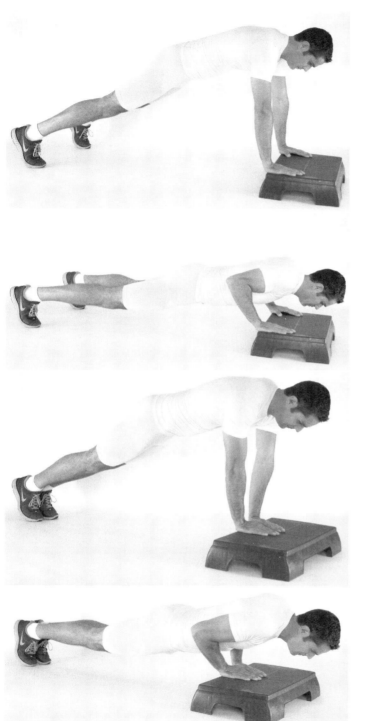

Handerhöhter Liegestütz

Legen Sie beide Hände schulterbreit auf eine leichte Erhöhung, wie z.B. eine Stufe oder ein Step-Brett. Das ist etwas einfacher, als horizontale Liegestütze auf dem Boden auszuführen, da der Körperschwerpunkt ein paar Zentimeter weiter vom Boden entfernt ist. Je höher die Stufe ist, desto leichter wird der Liegestütz. Versuchen Sie, mit Ihrer Brust die Stufe zu berühren. So bekommen Sie einen Anhaltspunkt dafür, wie tief Sie beim Liegestütz heruntergehen müssen, um einen größtmöglichen Effekt zu erzielen.

Enger handerhöhter Liegestütz

Legen Sie beide Hände eng nebeneinander auf ein Step-Brett. Das ist eine gute Vorübung für die engen Liegestütze oder Trizeps-Liegestütze. Je näher Sie die Hände nebeneinander aufsetzen, desto mehr fordern Sie die Oberarmrückseite.

Handerhöhter Liegestütz am Stuhl

Umgreifen Sie die seitlichen Kanten der Sitzfläche eines Stuhls und senken Sie sich ab. Stellen Sie vorher sicher, dass der Stuhl nicht verrutschen kann, indem Sie ihn z.B. an eine Wand stellen. Durch Greifen der Stuhlaußenkanten bekommen Sie ein komplett neues Gefühl beim Liegestütz, hier werden die Unterarme anders gefordert. Sie vereinen damit das Festhalten bzw. Greifen eines Gegenstandes mit der eigentlichen Bewegung.

Enger handerhöhter Liegestütz am Stuhl

Legen Sie die Hände eng nebeneinander an die Vorderkante der Stuhlsitzfläche. Auch Ihre Füße können Sie eng nebeneinander stellen. Dadurch werden Ihre Trizepse mehr gefordert. Durch die Höhe des Stuhls und dem damit einhergehenden Arbeitswinkel sind diese engen Liegestütze nicht so schwer wie auf dem Boden. Jedoch ist es gar nicht so einfach, einen sicheren Griff an der Stuhlkante zu finden.

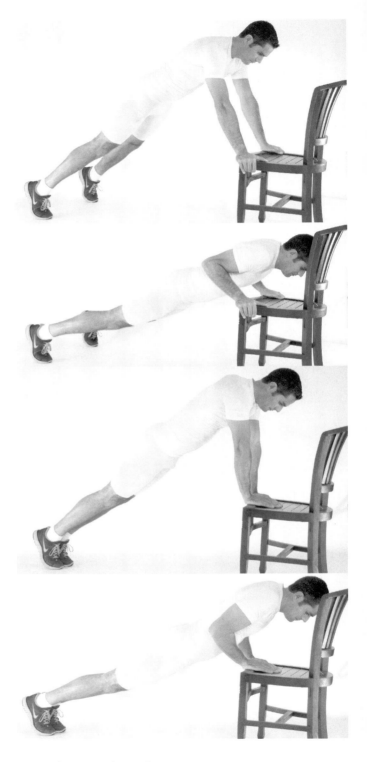

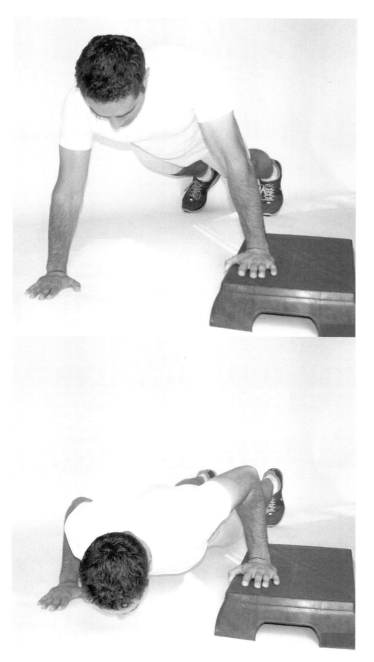

Einarmig handerhöhter Liegestütz

Statt beide Hände legen Sie nur eine Hand auf eine Stufe. Die andere Seite wird dadurch beim Liegestütz mehr beansprucht. Sie bereiten sich damit auf die einarmigen Liegestütze vor. Die erhöhte Hand kann bei der Ausführung zwar noch mithelfen, aber nicht mehr so gut, als wenn sie auf einer Ebene mit der anderen stünde.

Einarmig handerhöhter Liegestütz am Stuhl

Diese Variante ist noch schwerer als die zuvor beschriebene, da ein Arm noch mehr Arbeit verrichten muss und die andere Seite kaum noch mithelfen kann. Falls Sie muskuläre Ungleichheiten am Körper haben, also z.B. ein Arm kräftiger ausgeprägt ist als der andere, dann können Sie diese damit ausgleichen. In der Regel hat jeder Mensch solche Dysbalancen, da er als Rechts- oder Linkshänder eine Körperseite stärker beansprucht. Ich empfehle Ihnen, beide Seiten gleich zu kräftigen, um einseitigen Abnutzungserscheinungen, die u.a. Rückenschmerzen verursachen können, entgegenzuwirken.

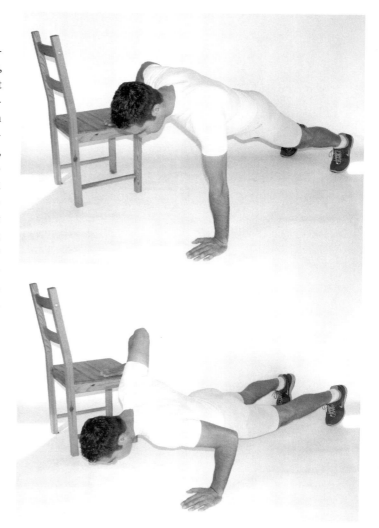

Stufen-Liegestütz

Führen Sie einen einarmig handerhöhten Liegestütz aus und wandern Sie anschließend mit den Händen herüber zur anderen Seite, sodass beim nächsten Liegestütz die andere Seite erhöht ist. Das machen Sie immer im Wechsel. Beim Herüberwandern befinden sich somit für kurze Zeit beide Hände auf der Stufe. Die Stützkraft, also das Halten und Stabilisieren der Liegestützposition, lässt sich so gut verbessern. Das Step-Brett sollte bei dieser Übung parallel zum Körper stehen.

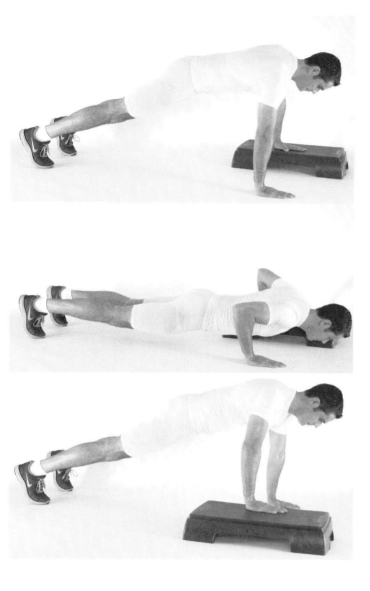

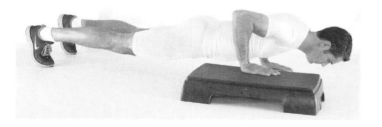

Fußerhöhter Liegestütz

Legen Sie beide Füße auf eine Stufe bzw. ein Step-Brett. Ihr Oberkörper wird hierbei stärker gefordert: Je höher die Füße stehen, desto schwerer wird es. Theoretisch kann das so hoch gehen, bis Sie kopfüber im Handstand sind. Nun müssten Sie Ihr komplettes Körpergewicht hochstemmen. Bei den fußerhöhten Liegestützen besteht die Gefahr, dass der Rücken durchhängt. Behalten Sie deshalb immer eine gute Bauchspannung.

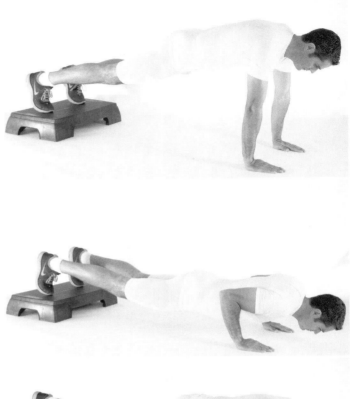

Einbeiniger fußerhöhter Liegestütz

Legen Sie beide Füße auf eine Stufe und heben Sie ein Bein während des Liegestützes an. Alternativ können Sie die Beine auch übereinanderschlagen, dann wird es leichter. So bekommen Sie eine Drei- statt einer Vierpunktbelastung und erschweren die Übung. Das Anheben eines Beines aktiviert zusätzlich den Gesäßmuskel und den unteren Rücken. Heben Sie das Bein möglichst gestreckt an, ohne im Kniegelenk einzuknicken. Ich empfehle Ihnen, im Wechsel das rechte und linke Bein während der Armbeugephase anzuheben.

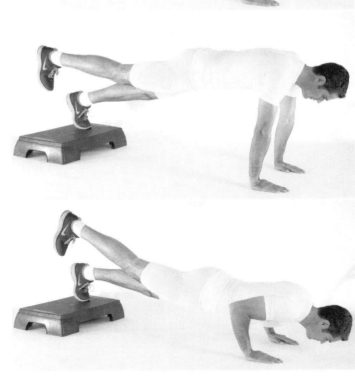

Fußerhöhter Stuhl-Liegestütz

Wenn Sie Ihre Füße auf eine Stuhlfläche legen, wird der Liegestütz noch schwerer. Wie bereits erwähnt: Je weiter entfernt sich die Füße vom Boden befinden, desto mehr Last müssen Sie mit den Armen und der Brust bewältigen. Achten Sie dabei immer auf eine stabile Körpermitte und stabilisieren Sie durch Bauchspannung Ihre Wirbelsäule.

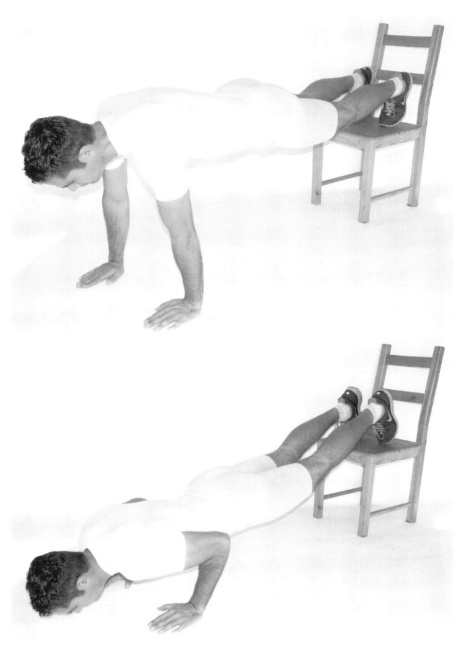

Fußerhöhter Liegestütz mit eng aufgestellten Händen

Wie oben beschrieben. Hinzu kommt, dass die Hände eng nebeneinander aufliegen. Ihre Trizepse werden bei dieser Übung extrem gefordert. Durch die erhöhten Füße lastet mehr Druck auf den Armen und die enge Handstellung tut ein Übriges. Dies ist eine wunderbare Möglichkeit, kräftige Armstrecker zu entwickeln und eine gute Alternative zu Kurzhantel-Übungen für den Trizeps – zumal Sie mit dieser funktionellen Variante mehrere Fliegen mit einer Klappe schlagen: Sie trainieren Brust, Schultern, Arme und Bauch gleichzeitig!

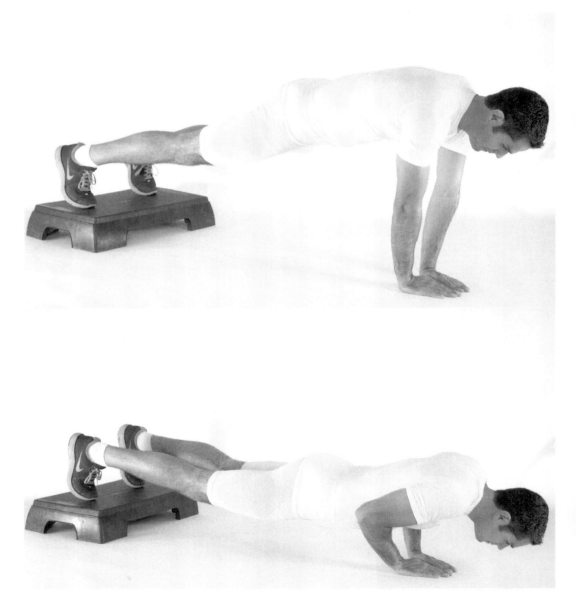

Einbeiniger fußerhöhter Stuhl-Liegestütz

Beide Füße befinden sich auf dem Stuhl. Heben Sie ein Bein während des Liegestützes an. Beim nächsten Liegestütz heben Sie das andere Bein an. Sie merken schon, es wird immer schwerer. Diese Variante ist nur etwas für Könner, die schon lange regelmäßig Liegestütze aus-

führen. Und auch die starken Jungs sollten sich nicht täuschen: Selbst wenn Sie ein Meister im Bankdrücken sind, bedeutet das nicht, dass Sie die verschiedenen Liegestütz-Varianten so einfach beherrschen. Übung macht auch hier den Meister!

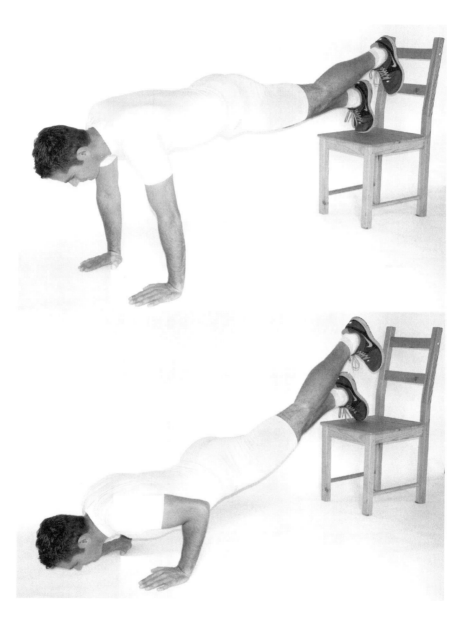

Liegestütz mit den Füßen auf einem Gymnastikball

Statt die Füße auf einen Stuhl oder ein Step-Brett zu stellen, balancieren Sie diese auf einem Gymnastikball. Das führt zu Instabilität im Rumpf; die müssen Sie mit den Bauchmuskeln ausgleichen. So wird die Übung beträchtlich erschwert. Der Gymnastikball bewegt sich umso mehr, je weniger Sie mit den Bauchmuskeln gegensteuern. Ziel sollte es sein, den Ball komplett zum Ruhen zu bringen. Wenn Sie hier zuwenig Ganzkörperspannung aufbauen, haben Sie keine Chance und der Ball rollt Ihnen unter den Füßen weg.

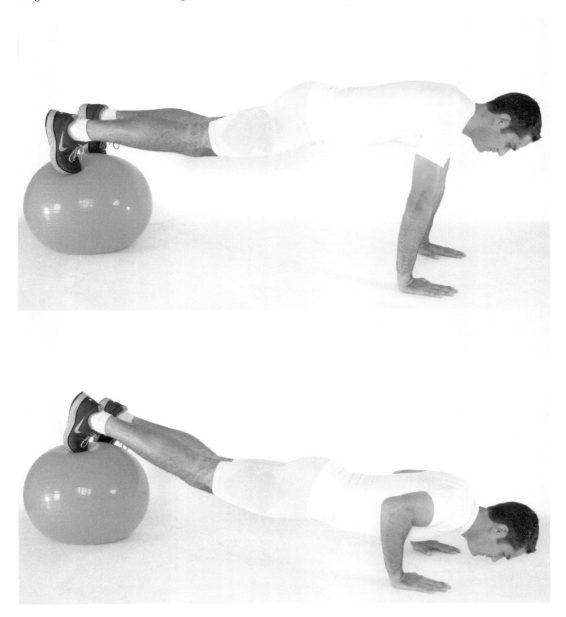

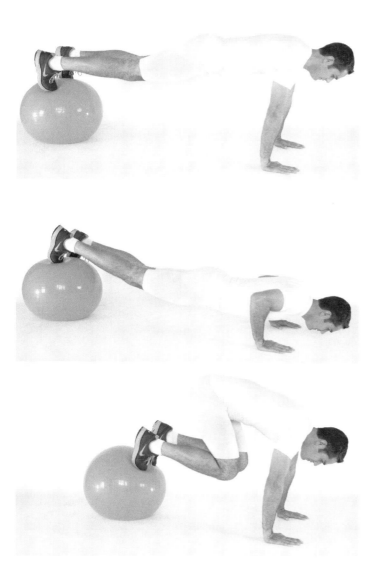

Liegestütz mit den Füßen auf dem Gymnastikball und anschließendem Beinzug

Ziehen Sie nach jedem Liegestütz beide Beine unter die Brust. Diese Einrollbewegung Ihres Körpers trainiert die Bauchmuskeln besonders effektiv. Das ist die fortgeschrittene Variante der vorher beschriebenen Übung und eine super Kombination, die die drei wichtigsten Elemente vereint: Kraft, Stabilität und Gleichgewicht. Abgesehen von Brust, Schultern und Trizepsen trainieren Sie sowohl statisch als auch dynamisch Ihre gesamte Körpermitte.

Liegestütz mit den Händen auf dem Gymnastikball

Legen Sie Ihre Hände seitlich oben auf den Gymnastikball. Jetzt hat Ihr Oberkörper maximale Instabilität. Um diese auszugleichen, brauchen Sie viel Kraft und Koordination; die Brust berührt in der tiefen Liegestützposition den Ball. Diese Übung ist sehr schwer, weil es ungewohnt ist, dass die Hände auf keinem festen Untergrund aufliegen. Sie werden das Zucken in Ihrer Brustmuskulatur spüren, wenn Sie gegen das Wegrollen des Balles ankämpfen. Auch Ihre Bauchmuskeln arbeiten auf Hochtouren. Je härter der Ball aufgepumpt ist, desto größer ist die Herausforderung, einen sauberen, stabilen Liegestütz auszuführen.

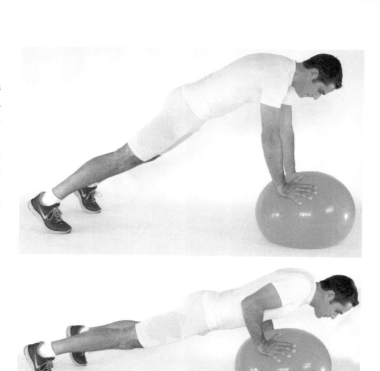

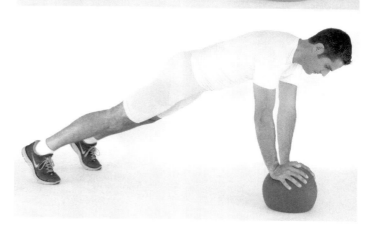

Liegestütz auf einem Medizinball

Die Auflagefläche für Ihre Hände ist auf einem Medizinball deutlich kleiner als auf dem Gymnastikball. Dennoch können Sie den kleineren Ball besser umgreifen und Ihre Hände sind eng beieinander. Drücken Sie den Ball fest in den Boden, um ein Wegrollen zu verhindern. Durch die enge Handstellung werden die Armstreckmuskeln stark gefordert. Je kräftiger Sie den Ball mit Ihren Händen zusammendrücken, desto stärker muss Ihre Brustmuskulatur arbeiten. Sie können die Intensität also selbst steuern. Zu An-

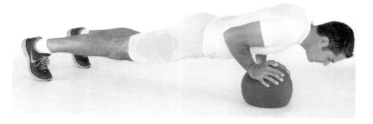

fang ist es jedoch schon Herausforderung genug, ausreichende Stabilität im Rumpf zu erzeugen.

Liegestütz mit einer Hand auf dem Medizinball

Eine Hand ruht auf dem Medizinball und ist somit leicht erhöht, die andere Hand ist normal aufgesetzt. Rollen Sie den Ball nach jedem Liegestütz zur anderen Hand. Diese Übung erfordert viel Geschick, zumal Sie den Ball mit Gefühl und der richtigen Intensität anstoßen müssen, damit Sie ihn problemlos mit der anderen Hand aufnehmen können. Liegestütze mit einer Hand auf einem Medizinball ähneln den handerhöhten Liegestützen. Allerdings kommt die Schwierigkeit hinzu, dass die Erhöhung, also der Ball, Instabilität erzeugt. Das schult die muskuläre Koordination, wie nur wenige andere Übungen!

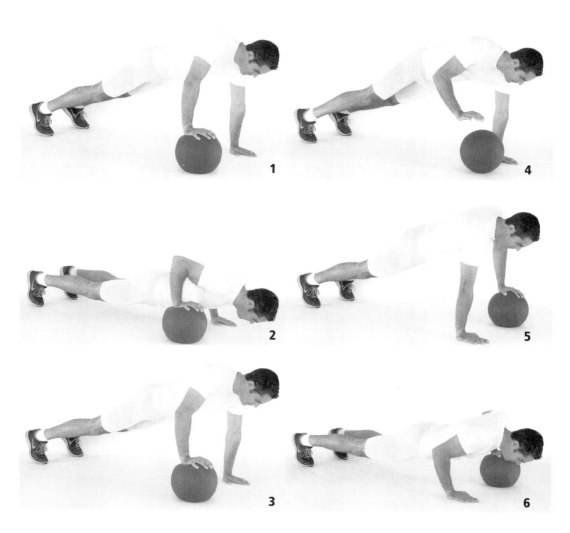

Gleitliegestütz

Legen Sie beide Hände auf Lappen oder zusammengefaltete Handtücher. Gleiten Sie während der Armbeugephase mit den Armen zur Seite, indem Sie Druck nach außen ausüben. Ziehen Sie die Arme wieder zusammen, während Sie sich nach oben drücken. Die Übung funktioniert nur auf einem glatten Untergrund, etwa auf Laminat- oder Parkettboden; sie ähnelt der Bewegung in der Butterfly-Maschine. Doch Gleitliegestütze sind unglaublich intensiv, fordern sie doch den Musculus pectoralis major, also den Großen Brustmuskel, auf unnachahmliche Weise, besonders wenn Sie die Arme in die Ausgangsposition zusammenziehen. Während Sie sich hochstemmen, bleibt der Körper in einer Linie und der Rücken gerade. Je weiter Sie die Hände zur Seite gleiten lassen und je näher Ihre Brust dem Boden kommt, desto schwerer wird es. Wer es ganz schwer mag, hat in der Endposition die Arme seitlich vom Körper komplett gestreckt, bevor sie sich zurück in die Ausgangsposition ziehen.

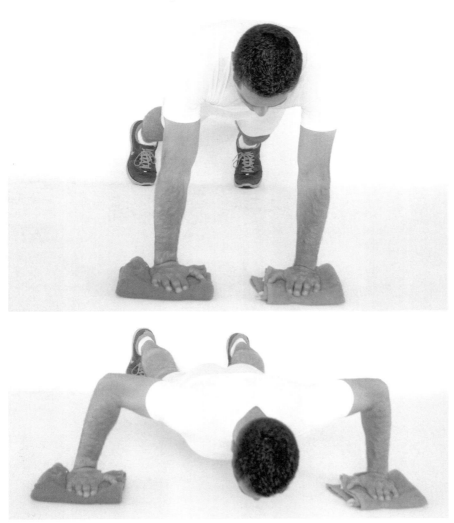

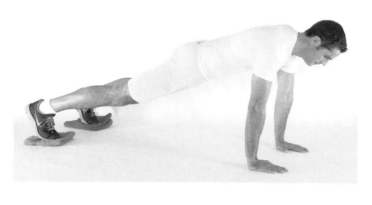

Gleitliegestütz mit Beinzug

Legen Sie beide Füße auf Lappen oder zusammengefaltete Handtücher und ziehen Sie Ihre Beine nach jedem Liegestütz unter die Brust. Durch den Beinzug, bei dem die Füße eng geführt werden, wird der Gleitliegestütz zu einer Dreipunktbelastung: Es kommt zu einer stärkeren Beanspruchung des Musculus rectus abdominis (Gerader Bauchmuskel) und des Hüftbeugemuskels. Das ist eine weitere Steigerung der Belastung und koordinativ noch anspruchsvoller.

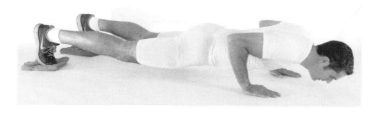

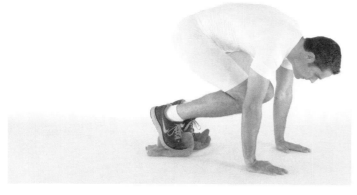

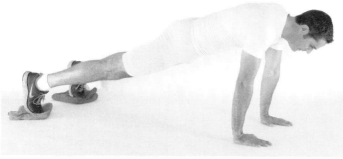

Liegestütz-Ruder-Kombination mit Kurzhanteln

Führen Sie einen Liegestütz auf zwei Kurzhanteln aus. Dazu brauchen Sie viel Kraft, denn Sie müssen verhindern, dass diese seitlich wegrollen! Anschließend ziehen Sie abwechselnd die Kurzhanteln nach oben. Das ist eine der besten Übungen für den Oberkörper, da sie sowohl die Körpervorderseite als auch die -rückseite trainiert. Als Anfänger empfehle ich Ihnen zunächst leichte Hanteln, um ein Gefühl dafür zu entwickeln, wie es ist, den Arm anzuheben und heranzuziehen. Sie müssen nämlich das Gewicht auf die andere Seite verlagern, um das Gleichgewicht zu halten. Eine weitere Möglichkeit des erleichterten Einstiegs in diese Übung wäre, zunächst achteckige Hanteln zu nutzen, die nicht wegrollen können. In jedem Fall bietet diese Übung alles, was sich der Fitness-Sportler wünscht: Kraftgewinn für den gesamten Oberkörper. Mit dieser Übung heben Sie sich garantiert von den anderen Trainierenden in Ihrem Fitness-Studio ab!

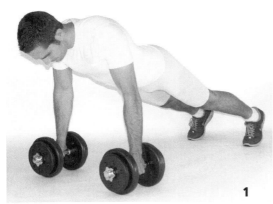

1

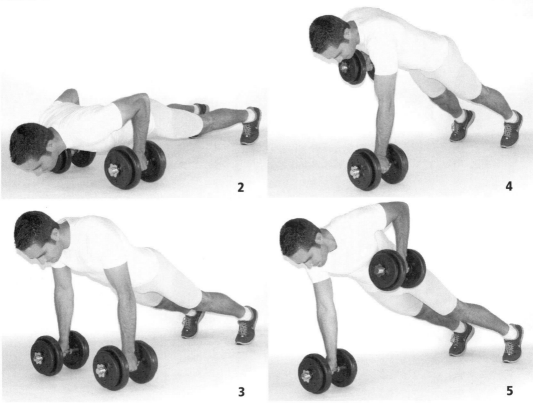

2

3

4

5

3. Welche Variante ist am effektivsten?

Je schwieriger und anstrengender der Liegestütz ist, desto effektiver ist er auch. Je enger Füße und Hände beieinander stehen, desto anspruchsvoller wird es. Ebenso, je weiter die Hände vorgesetzt werden. Auch Instabilitäten wie z.B. die Ausführung auf dem Gymnastikball verlangen zusätzlichen Körpereinsatz. Natürlich hängt es auch davon ab, welches Ziel Sie mit den Liegestützen verfolgen. Wollen Sie vornehmlich Ihre Brustmuskulatur stärken, empfiehlt es sich, die Arme eher weiter voneinander aufzusetzen. Möchten Sie den Fokus auf Schultern und Arme legen, ist eine engere Handstellung zu bevorzugen. Wollen Sie primär Ihre Bauchmuskeln beim Liegestütz kräftigen, sind Liegestütze in Kombination mit einem Beinzug (z.B. Spiderman-Liegestütze) empfehlenswert.

Um den Liegestütz als solches zu intensivieren, ziehen Sie in Gedanken Ihre aufgesetzten Hände zueinander nach innen. Am besten, Sie starten damit schon in der Ausgangsposition und behalten den Druck nach innen über die komplette Bewegung bei. Das baut noch mehr Spannung im Brustmuskel auf.

4. Meine Lieblingsübungen

Meine drei bevorzugten Liegestütze ohne Hilfsmittel sind Kombinationsübungen, bei denen ich gleichzeitig die Bauchmuskeln intensiv mittrainiere:

1. Liegestütze mit Aufklappen (Rotationsliegestütze – nach jedem Liegestütz zur Seite aufklappen, Hüfte dabei unbedingt nach oben gedrückt halten),
2. Liegestütze mit diagonalem Beinzug (nach jedem Liegestütz das rechte Knie zum linken Ellbogen ziehen und anschließend das linke Knie zum rechten Ellbogen ziehen),
3. Abwechselnd Brett und Liegestützstellung (Liegestütz-Brett-Kombination).

5. Liegestütze: Vorteile auf einen Blick

Liegestütze sorgen für...
- kräftige, wohlgeformte Arme.
- eine starke Brust- und Bauchmuskulatur.
- Rumpfstabilität.
- eine bessere Körperhaltung.
- Stärkung des unteren Rückens.

4. Brett

Dieses Kapitel handelt von Brettern, die nicht aus Holz, sondern aus Fleisch und Blut sind. In diesem Fall sind Sie das Brett. Brett-Übungen gehören zu den Königsdisziplinen im funktionellen Kraftausdauertraining. Worauf Sie dabei achten sollten und welche Varianten es gibt, erfahren Sie im Folgenden.

Das Brett ist eine Übung im Unterarmstütz, bei der es zu einer Ganzkörperspannung kommt. Man bezeichnet das Brett mit all seinen Varianten auch als körperstabilisierende Übung. Besonders die Rumpfmuskulatur wird gekräftigt, sowie die tief liegende, direkt an der Wirbelsäule ansetzende Muskulatur. Eine kräftige Tiefenmuskulatur sorgt für eine stabile Körpermitte, einen gesunden, schmerzfreien Rücken und eine aufrechte Körperhaltung. Der Rumpf wird nicht ohne Grund als „Kern" (engl. „Core") des Körpers bezeichnet. Deshalb sollte dieser Bereich mit den folgenden Übungen regelmäßig trainiert werden.

Welche Muskeln trainieren Sie beim Brett?

Wohlweislich heißt es, dass das Brett eine Ganzkörperspannungsübung sei. Dementsprechend werden fast alle Körperbereiche aktiviert. Besonders gefordert werden:

- die komplette Rumpfmuskulatur (besonders Gerade und Seitliche Bauchmuskulatur, Rücken, Gesäß)
- die Tiefenmuskulatur (Muskelstränge an der Wirbelsäule sowie tiefe Bauchmuskeln)
- Schultern, Brust, Trizeps
- Ober- und Unterschenkel

Wo können Sie das Brett ausführen?

Sie können das Brett überall durchführen. Sie brauchen nichts dafür, außer den eigenen Körper. Um Ihnen die Position im Unterarmstütz etwas bequemer zu machen, können Sie sich unter Ihre Unterarme ein zusammengefaltetes Handtuch, ein Polster oder eine Gymnastikmatte legen. Wer es authentisch will, der darf natürlich auch den blanken Boden an den Unterarmen spüren.

Weiter geht es auf der folgenden Seite mit der richtigen Übungsausführung.

Die richtige Übungsaus-
führung
Das Brett im Frontstütz

Gehen Sie zunächst auf alle Viere. Dann setzen Sie Ihre Unterarme auf den Boden auf. Die
Hände zeigen nach vorne, die
Ellbogen nach hinten. Achten
Sie darauf, dass Ihre Unterarme und Oberarme einen rechten Winkel bilden; die Ellbogen
befinden sich senkrecht unter
den Schultern. Strecken Sie Ihre
Beine und stellen Sie Ihre Füße
schulterbreit auf; wenn die Füße eng stehen, wird es schwerer
(Bild oben).

Spannen Sie vor allem Ih-
re Bauchmuskeln an, damit Ihr
Rücken nicht durchhängt. Der
Körper sollte sich steif wie ein
Brett in einer Linie befinden.
Ihr Blick ist nach unten gerich-
tet, sodass Ihr Kopf die Verlän-
gerung der Wirbelsäule bildet.
Halten Sie die Spannung, so
lange Sie können, und atmen
Sie ruhig weiter.

Das Brett im Seitstütz

Legen Sie sich auf die Seite. Ihr
Körper befindet sich in einer
Linie. Ihre Beine sind gestreckt.
Ihre Füße werden versetzt vor-
einander auf den Boden ge-
stellt. Werden sie übereinander
gelegt, wird es schwerer. Setzen
Sie den Ellbogen senkrecht un-
ter der Schulter auf; Ober- und
Unterarm bilden einen rechten
Winkel.

Drücken Sie nun Ihre Hüf-
te nach oben (und vorne) und

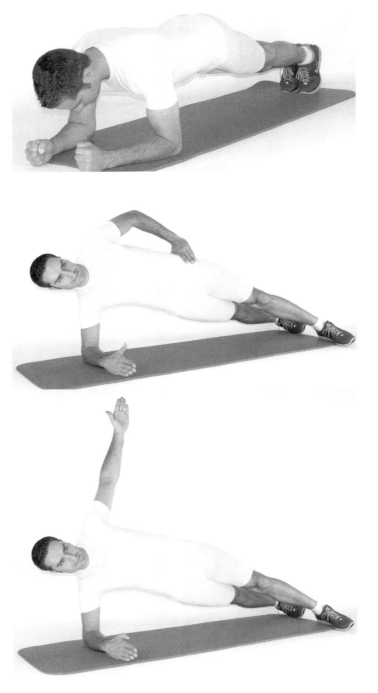

spüren Sie die Spannung in dem Teil der Körpermitte, der dem Boden am nächsten ist. Versuchen Sie, gegen die Schwerkraft die Spannung am höchsten Punkt zu halten, ohne dass sich Ihre Hüfte nach unten absenkt. Den anderen Arm können Sie senkrecht in die Luft strecken oder an die Hüfte nehmen. Halten Sie die Spannung, so lange Sie können und atmen Sie gleichmäßig weiter.

1. Wie trainieren Sie das Brett von ganz leicht zu schwer?

Wenn Sie das Brett mit gestreckten Beinen noch nicht schaffen, sollten Sie sich langsam herantasten, indem Sie die folgenden Progressionsstufen vorab bewältigen:

Die Progressionsstufen
Stufe 1: Brett an der Wand (im Front- und Seitstütz)

Die Übung hilft Ihnen erst einmal, ein Gefühl für den Unterarmstütz zu bekommen und eine gewisse Grundspannung aufzubauen. Je weiter Ihre Füße von der Wand entfernt sind, desto schwieriger wird es. Es bietet sich an, mindestens eine Fußlänge Abstand zur Wand zu haben. Diese Übung wird jeder ohne Probleme ausführen können. Schaffen Sie es mühelos, sich 45 Sekunden an der Wand abzustützen, sind Sie bereit für Stufe 2.

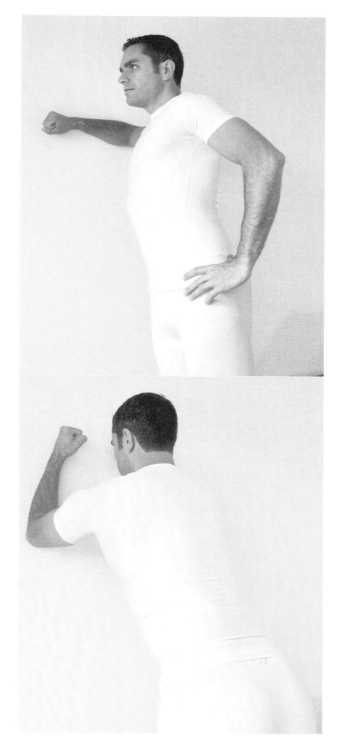

Stufe 2: Kniendes Brett im Frontstütz

Dabei sind Ihre Knie auf dem Boden; je weiter die Knie von den Ellbogen entfernt sind, desto größer ist der Hebel und entsprechend schwieriger wird die Übung. Achten Sie darauf, dass Ihre Hüfte nach vorn gedrückt ist, sodass die Oberschenkel eine Linie mit dem Rücken bilden. Ziehen Sie den Bauchnabel nach innen, konzentrieren Sie sich auf die Bauchspannung und atmen Sie dabei gleichmäßig weiter.

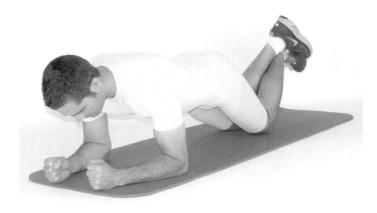

Stufe 3: Brett mit angehobenen Knien im Frontstütz

Ausgangsstellung wie bei der Übung zuvor, nur dass Sie die Knie ein paar Zentimeter vom Boden anheben. Hier gilt, je näher die Knie dem Boden sind, desto schwerer wird es. Setzen Sie sich als Ziel, die Knie nur ein bis zwei Zentimeter über dem Boden zu halten. Ihr Rücken sollte bei dieser Übung nicht schmerzen. Das gelingt, wenn Sie Ihren Bauch anspannen und den Rücken leicht krümmen, um ein Hohlkreuz zu vermeiden.

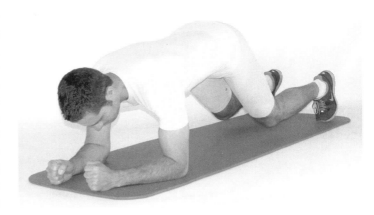

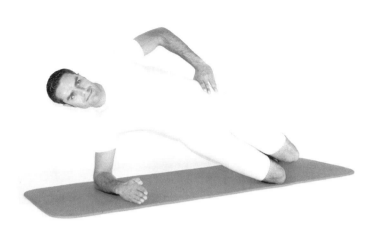

Stufe 4: Kniendes Brett im Seitstütz

Die Ausgangsposition ist die gleiche wie beim seitlichen Brett, nur dass ein Unterschenkel aufgesetzt wird und die Beine angewinkelt sind. Drücken Sie Ihre Hüfte nach oben und spüren Sie die Spannung auf der dem Boden zugewandten Körperseite. Die Knie sind dabei locker übereinandergelegt. Achten Sie immer auf Ihre Hüfte: Diese sollte nicht nur nach oben, sondern auch nach vorn gedrückt sein. Wenn Sie den aufgesetzten Unterarm in Gedanken zu sich heranziehen, erhöht das die Belastung der seitlichen Bauchmuskulatur.

Stufe 5: Brett mit breit aufgestellten Füßen

Je breiter Sie Ihre Füße voneinander aufstellen, desto leichter fällt Ihnen das Brett, weil Sie das Körpergewicht dadurch besser verteilen können. Sie bilden dann quasi ein Viereck. Eine deutliche Steigerung aller Brett-Übungen erzielen Sie übrigens, wenn Sie sich nicht auf die Unterarme, sondern auf die gestreckten Arme mit den Händen abstützen. Fällt Ihnen etwas auf? Ja genau, Sie befinden sich dann in der Ausgangsposition des klassischen Liegestützes!

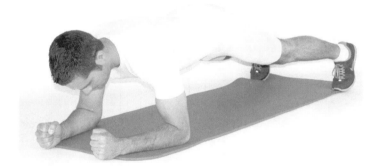

Wenn Sie diese Progressionsstufen nacheinander beherrschen, sollten Sie keine Probleme mehr mit der „Endversion" des geraden und seitlichen Bretts mit gestreckten Beinen haben. Wenn Ihnen die Grundvariante im Unterarmstütz irgendwann zu eintönig und einfach wird, können Sie die folgenden Varianten ausprobieren, die den Schwierigkeitsgrad nochmals erhöhen.

2. Welche Brett-Varianten gibt es?

Die nachfolgenden Übungen habe ich von leicht zu schwer geordnet.

2a. Brett-Varianten mit dem eigenen Körpergewicht
Einbeiniges Brett im Frontstütz

Gehen Sie in das gerade Brett mit gestreckten Beinen und heben Sie ein Bein an. Halten Sie die Position so lange wie möglich. Das belastet das angehobene Bein zusätzlich und das aufgesetzte Bein muss das „fehlende" kompensieren. Das angehobene Bein bewirkt zudem eine Aktivierung des Musculus gluteus maximus (des Großen Gesäßmuskels) sowie des unteren Rückenbereichs.

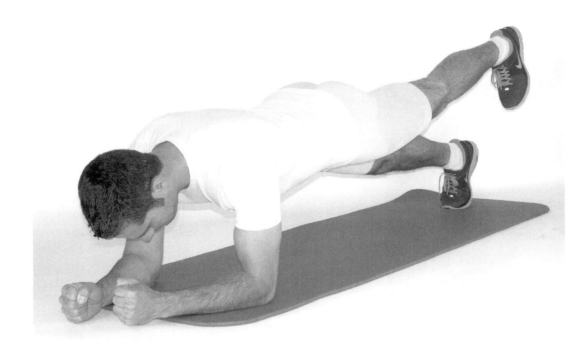

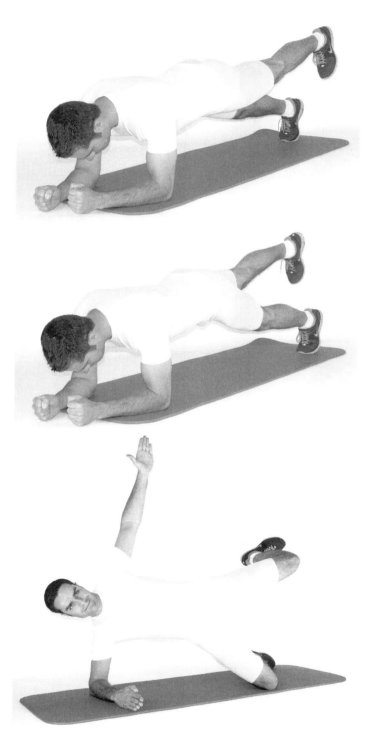

Marschierendes Brett

Gehen Sie in das gerade Brett mit gestreckten Beinen und heben Sie im Wechsel das rechte und linke Bein an als würden Sie marschieren. Das ist die Steigerung der vorhergehenden Übung: Jetzt werden beide Beine stärker gefordert. Behalten Sie dabei permanent Ihre Bauchspannung bei. Es hilft, wenn Sie gleichzeitig Musik hören und die Beine dazu im Takt bewegen. Das erleichtert eine gleichmäßige Bewegungsabfolge und motiviert zusätzlich. Schaffen Sie es, bis zum Ende des Liedes durchzuhalten?

Kniendes Brett im Seitstütz mit Beinspreizung

Gehen Sie in das seitliche Brett auf Knien, drücken Sie die Hüfte nach oben und spreizen Sie das obere, angewinkelte Bein ab. Das ist ein gutes Beintraining und sehr anstrengend. Die Außenschenkel und das Gesäß werden besonders stark beansprucht. Sie können das Bein entweder abgespreizt halten oder Sie bewegen das obere Bein kontinuierlich. Doch wenn Sie das Bein die ganze Zeit über abgespreizt halten, wird es deutlich anstrengender.

Seitliches Brett mit Ein- und Aufrollen

Gehen Sie in den Seitstütz mit gestreckten Beinen. Ihre Füße sind versetzt voreinander aufgestellt. Rollen Sie sich ein, indem Sie den oberen Arm nach unten durch das Brett hindurch schieben. Drehen Sie dabei den Körper mit, sodass Sie am Ende fast die Haltung wie im geraden Brett einnehmen. Rollen Sie sich anschließend auf, indem Sie den Arm wieder nach oben führen. Das ist eine gute Ganzkörperübung, die viel Kraft erfordert. In der Hüfte sollten Sie bei der Bewegung nicht einknicken. Die Ein- und Aufrollbewegung bewirkt einen Wechsel der beanspruchten Bauchmuskulatur. In der Ausgangsposition im aufgerollten Zustand wird vornehmlich die schräge bzw. seitliche Bauchmuskulatur angesprochen, während das Einrollen eine Verlagerung auf die gerade Bauchmuskulatur erzeugt.

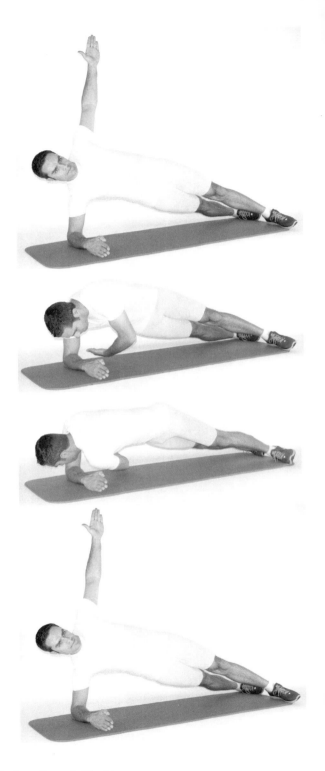

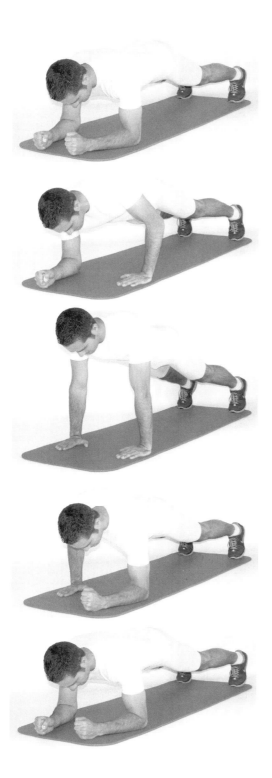

Wechselbrett

Gehen Sie in den Frontstütz und wechseln Sie zwischen der Brett- und der Liegestützposition, indem Sie die Hände nacheinander aufsetzen, sich nach oben drücken und anschließend gleich wieder zurück in den Unterarmstütz gehen. Das ist eine anspruchsvolle Kombinationsübung! Alternativ kann die Übung auch als „Liegestütz-Brett-Kombination" bezeichnet werden. Die Übungsausführung bedingt einen Wechsel der Belastungen von einer auf die andere Seite. Achten Sie darauf, dass Ihre Hüfte nicht zu sehr mitschwingt. Steuern Sie dagegen, indem Sie Ihre Bauchmuskeln fest anspannen.

Umgedrehtes Brett in Rückenlage

Drehen Sie sich auf den Rücken und stützen Sie sich mit Ihren Unterarmen auf. Drücken Sie das Gesäß nach oben und stemmen Sie Ihre Fersen in den Boden. Das kräftigt den Rücken, das Gesäß und die Oberschenkelrückseite. So wird die Körpermitte ganz anders gefordert! Um das umgedrehte Brett problemlos auszuführen, wird eine gute Beweglichkeit im Schultergelenk vorausgesetzt. Sie werden merken, wie sehr auch Ihre Schultermuskeln arbeiten müssen, um das Brett zu halten. Drücken Sie Ihr Gesäß so hoch Sie können. Im Idealfall befindet sich Ihr ganzer Körper in einer schrägen Linie. Statt sich auf die Unterarme aufzustützen, können Sie alternativ auch das umgedrehte Brett in Rückenlage mit gestreckten Armen ausführen. Das heißt, Sie legen sich zunächst auf den Rücken mit den Armen neben dem Körper. Ihre Beine sind lang gestreckt. Drücken Sie aus dieser Position das Gesäß nach oben und halten Sie die Bogenspannung.

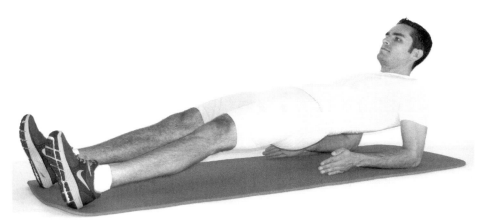

Brett mit Armstreckung

Gehen Sie in das gerade Brett und strecken Sie einen Arm aus. Dadurch lastet auf dem anderen Arm das ganze Gewicht und Sie müssen balancieren, was die Übung deutlich erschwert. Sobald Sie den Arm anheben, müssen Sie verstärkt Ihre Bauchmuskeln anspannen, um ein Umfallen zu vermeiden. Beginnen Sie zunächst, den Arm nur wenige Zentimeter vom Boden anzuheben, sodass Sie ihn im Notfall schnell wieder aufsetzen können. Fühlen Sie sich sicher, strecken Sie den Arm lang nach vorne.

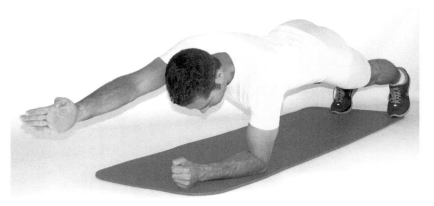

Körpersäge

Gehen Sie in das gerade Brett mit gestreckten Beinen und verlagern Sie das Gewicht nach vorn und hinten als würden Sie sägen. Das ist anstrengender, als es aussieht, und bezieht vor allem die Arme stärker ein. Ihre Schultern werden schon nach kurzer Zeit „brennen". Auch für den Bauch ist die Körpersäge eine tolle Übung, wird er dabei doch extrem gefordert. Wollen Sie ein Waschbrett, dann kommen Sie um diese Übung nicht herum. Je tiefer Sie den Körper absenken, desto anspruchsvoller wird es. Beginnt es im Rücken zu ziehen, ist das ein Zeichen dafür, dass Ihre Bauchmuskeln erschöpft sind. Brechen Sie die Übung dann lieber ab.

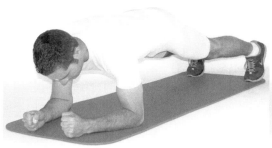 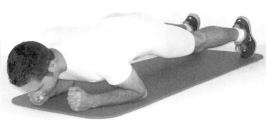

Spiderman-Brett

Gehen Sie in das gerade Brett und ziehen Sie Ihre Beine abwechselnd seitlich am Körper entlang in Richtung der Ellbogen. Ziel ist es, mit dem Knie den Oberarm zu berühren. Ihre Bauchmuskeln werden dabei maximal angespannt. Mit dieser Übung trainieren Sie nicht nur Ihre Geraden Bauchmuskeln. Durch den seitlichen Beinzug profitieren besonders auch Ihre seitlichen Anteile der Bauchmuskulatur. Zu Beginn wird es Ihnen vermutlich nicht gelingen, mit dem Knie den Oberarm zu berühren. Doch je geübter und kräftiger Sie werden, desto näher kommen Sie Ihrem Ziel. Geben Sie nicht bei der Hälfte auf, sondern ziehen Sie das Bein so weit nach vorn wie Sie können und noch ein Stück mehr.

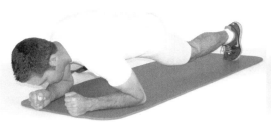 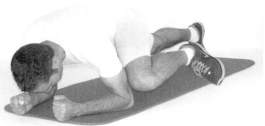

Brett mit diagonalem Bein- und Armanheben

Gehen Sie in das gerade Brett. Heben Sie den rechten Arm und das linke Bein gleichzeitig an und halten die Position für ein paar Sekunden. Anschließend die andere Seite: linken Arm und rechtes Bein anheben. Weil das Körperge- wicht nur noch an zwei Punkten aufliegt, wird das Brett dadurch sehr schwer. Je länger Sie sich in der Endposition halten können, desto besser. Zunächst werden Sie Arm und Bein nur für kurze Zeit gleichzeitig strecken können. Doch mit ein wenig Übung werden Sie große Fortschritte machen, was die Haltedauer betrifft.

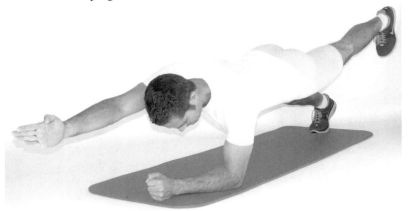

Seitliches Brett mit Beinspreizung

Gehen Sie in den Seitstütz mit gestreckten Beinen und spreizen Sie das obere Bein ab. Sie trainieren dadurch zusätzlich die Oberschenkelau- ßenseiten (Abduktoren) und das Gesäß. Diese Übung ist sehr schwer. Sie erfordert ein Höchst- maß an Körperspannung und Kraft. Sollten Sie unter Knieschmerzen leiden, würde ich Ihnen diese Übung nicht empfehlen. Andererseits trai- nieren Sie mit dieser Übung aber die kniege- lenkumschließende Muskulatur im Ober- und Unterschenkel und können so Knieproblemen vorbeugen.

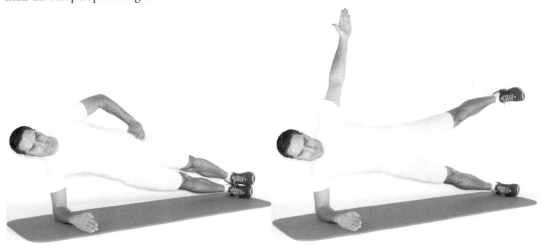

2b. Brett-Varianten mit einfachen Hilfsmitteln
Armerhöhtes Brett im Frontstütz

Stützen Sie Ihre Unterarme auf eine leichte Erhöhung wie z.B. ein Step-Brett. Der veränderte Winkel trainiert die Muskeln der Körpermitte sehr effektiv. Jedoch wird das Brett umso leichter, desto höher die Arme aufgestützt und desto weiter entfernt sie vom Boden sind, das liegt an der Schwerkraft. Armerhöhte, schräge Bretter sind in jedem Fall eine gute Vorübung für die horizontale Variante auf dem Boden.

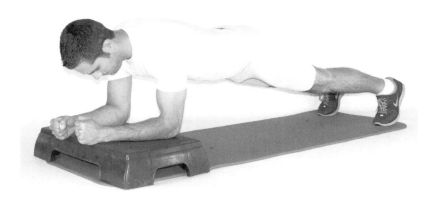

Einbeinig armerhöhtes Brett im Frontstütz

Heben Sie ein Bein an, während die Unterarme auf dem Step-Brett aufliegen. So können Sie schon einmal das einbeinige Brett üben. Sie haben zwei Möglichkeiten: Entweder Sie halten das Bein die ganze Zeit in der Luft oder Sie beginnen zu marschieren, indem Sie im Wechsel das rechte und linke Bein anheben. Haben Sie einen Beat im Ohr? Dann kann es losgehen! Ihre Gesäßmuskeln werden ganz besonders gefordert.

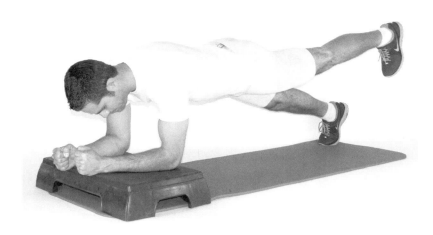

Fußerhöhtes Brett im Frontstütz

Stellen Sie beide Füße auf eine Erhöhung, wie z.B. ein Step-Brett. Je höher die Füße stehen, desto schwieriger wird es. Denn durch die Schwerkraft lastet mehr Gewicht auf Ihren Unterarmen. Es ist ganz wichtig, dass Sie im Rücken nicht durchhängen. Deshalb müssen Sie mit der Bauchmuskulatur gegensteuern, um das zu verhindern. Step-Bretter bieten in der Regel die Möglichkeit, die Höhe in drei Stufen zu verstellen. Beginnen Sie mit einer kleinen Erhöhung bzw. der geringsten Höhe des Step-Bretts und steigern Sie dann die Belastung, indem Sie höhere Stufen wählen.

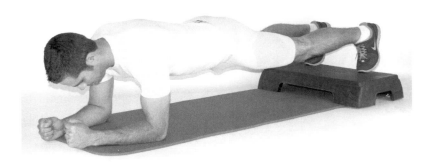

Einbeinig fußerhöhtes Brett im Frontstütz

Wie zuvor beschrieben, nur dass Sie zusätzlich ein Bein anheben. Knicken Sie im Kniegelenk des angehobenen Beines nicht ein. Ziehen Sie stattdessen die Zehenspitzen zum Körper und drücken Sie die Ferse weg. Das erzeugt noch mehr Spannung im Bein und im Gesäß. Wenn Sie wollen, fangen Sie an, mit beiden Beinen im Wechsel zu marschieren. Sind Ihre Bauchmuskeln ganz hart oder geht da noch ein bisschen mehr?

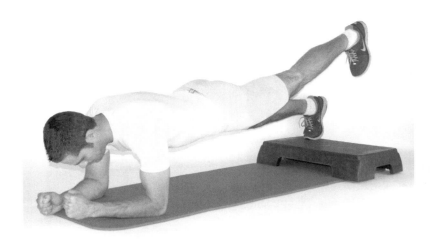

Kniendes Brett im Frontstütz auf einem Gymnastikball

Knien Sie sich vor einen Gymnastikball und setzen Sie die Unterarme auf. Der Ball sorgt für Instabilität, welche die Rumpfmuskeln ausgleichen müssen. Ganz wichtig: Legen Sie sich mit dem Oberkörper nicht auf dem Ball ab, sonst hat die Übung keinen Effekt. Unterarme und Oberarme sollten im rechten Winkel zueinander stehen. Sie drücken den Ball also nach unten und die Hüfte ist nach vorn gedrückt.

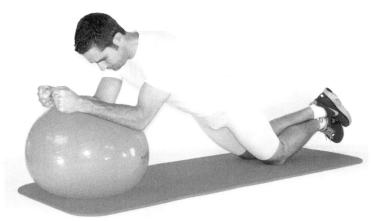

Kniendes Brett im Seitstütz auf einem Gymnastikball

Knien Sie sich seitlich vor einen Gymnastikball und setzen Sie den Unterarm auf. Drücken Sie die Hüfte nach oben und halten Sie das Gleichgewicht. Weniger Stützpunkte und der instabile Ball sorgen für eine hohe Belastung der Muskulatur. Knicken Sie in der Hüfte nicht ein, sondern drücken Sie diese auch nach vorn, sodass die dem Boden zugewandte Körperseite eine Linie bildet. Verteilen Sie das Körpergewicht auf den gesamten Unterarm, statt nur auf den Ellbogen; so bekommen Sie mehr Stabilität.

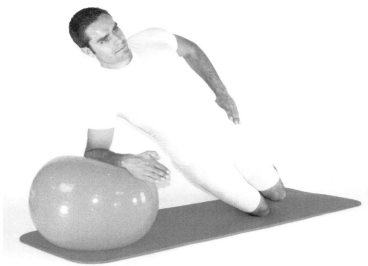

Brett im Frontstütz auf einem Gymnastikball

Setzen Sie Ihre Unterarme auf einem Gymnastikball auf und gehen Sie in das gerade Brett. Durch die Instabilität im Oberkörper arbeiten Ihre Bauchmuskeln noch intensiver. Sie werden schnell feststellen, dass die Übung mit gestreckten Beinen deutlich anspruchsvoller ist, als wenn Ihre Knie aufgesetzt sind. Sie werden noch mehr damit zu tun haben, die Balance zu halten.

Je weniger sich der Ball hin und her bewegt, desto besser: Durch die Rumpfspannung erzeugen Sie Stabilität. Wenn Sie als Fortgeschrittener in der Lage sind, das gerade Brett auf dem Gymnastikball mühelos zu halten, dann versuchen Sie doch einmal, die Beine im Wechsel anzuziehen und mit einem Knie den Ball zu berühren, ohne dass Sie das Gleichgewicht verlieren. Anschließend kommt die andere Seite dran. So wird aus einer schweren Bauchübung eine superschwere!

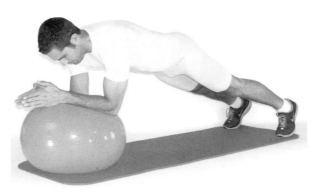

Brett im Seitstütz auf einem Gymnastikball

Setzen Sie einen Unterarm im Seitstütz mit gestreckten Beinen auf einem Gymnastikball ab. Drücken Sie die Hüfte nach oben. Diese Übung ist eine große Herausforderung, bringt aber viel Kraft in der Körperseite. Statt die Beine übereinander zu legen, setzen Sie lieber die Füße versetzt voreinander auf, um eine breitere Auflagefläche zu haben. Gehören Sie zu den Wenigen, die mit Leichtigkeit diese Übung 30 Sekunden lang halten können, dann versuchen Sie zusätzlich das obere Bein abzuspreizen. Mehr Körperspannung geht kaum!

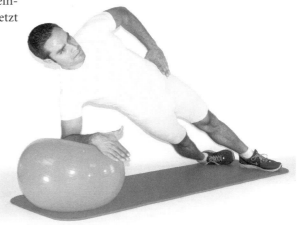

Freischwingendes Brett im Frontstütz mit den Füßen im Schlingentrainer

Stellen Sie den senkrecht hängenden Schlingentrainer so ein, dass die Schlaufen ca. 30-50 cm vom Boden entfernt sind. Bringen Sie Ihre Füße in die Schlaufen und gehen Sie in den Frontstütz – die Beine hängen jetzt frei in der Luft. Ihr Ziel sollte es sein, möglichst wenig hin- und herzuschwingen. Das erreichen Sie durch Muskelspannung im ganzen Körper. Um noch mehr Abwechslung in die Übung hereinzubringen, können Sie auch die Beine grätschen und wieder zusammenführen. Damit kräftigen Sie zusätzlich das Gesäß und die Oberschenkel. Als weitere Variante dieser Übung empfehle ich Ihnen, Beinzüge in das freischwingende Brett zu integrieren. Ziehen Sie beide Knie gleichzeitig unter die Brust, indem Sie Ihren Oberkörper einrollen und Ihren Rücken krümmen, bis Sie eine maximale Spannung im Bauch spüren. Behalten Sie dabei immer die Kontrolle über die Rumpfstabilität. Sie können die Knie auch seitlich anziehen, sodass Sie sich seitlich einrollen. Empfehlenswert ist die Kombination: linke Seite, Mitte, rechte Seite, Mitte, linke Seite usw.

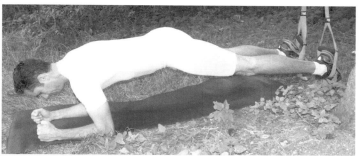

Freischwingendes Brett im Seitstütz mit den Füßen im Schlingentrainer

Folgen Sie der Beschreibung oben und gehen Sie in das seitliche Brett. Ihre Füße sind versetzt voreinander. Drücken Sie die Hüfte nach oben und vorn. Ihr Körper befindet sich so in einer geraden Linie. Achten Sie darauf, dass Ihr Ellbogen senkrecht unter der Schulter aufgesetzt ist und verteilen Sie das Gewicht auf dem kompletten Unterarm. Spüren Sie die Spannung auf der gesamten Körperseite von der Schulter bis zu den Beinen? Dann machen Sie alles richtig! Sie können auch die Beine parallel zum Boden langsam vor und zurück bewegen, damit wird es anspruchsvoller.

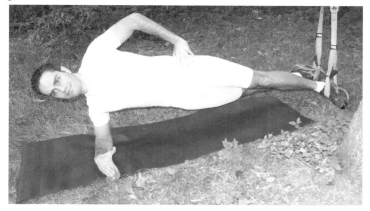

3. Welche Variante ist am effektivsten?

Die meisten Brett-Varianten lassen sich auch in der Liegestützposition durchführen, also statt im Unterarmstütz mit durchgestreckten Armen.

Im Frontstütz bzw. im geraden Brett ist die Variante am effektivsten, bei der Sie diagonal den Arm und das Bein vom Boden abheben. Sie erreichen dadurch einen hohen Schwierigkeitsgrad, was die Balance- und Stabilisationsfähigkeit betrifft. Im Seitstütz ist die Variante mit dem Abspreizen des Beines besonders effektiv, aber auch anspruchsvoll. Sie aktivieren damit zusätzlich Ihre seitliche Oberschenkel- und Gesäßmuskulatur.

Bei diesen beiden Übungen benötigen Sie keine Hilfsmittel. Haben Sie einen Gymnastikball zur Verfügung, können Sie durch die hinzugefügte Instabilität am Ober- oder Unterkörper Ihr Brett-Training noch effektiver gestalten. Denn durch wacklige Untergründe werden auch die tiefliegenden Muskeln angesprochen und deren Training führt zu einem gesunden Rücken. Tiefenmuskeln sind Muskelstränge, welche äußerlich nicht sichtbar sind und die direkt an der Wirbelsäule ansetzen.

4. Meine Lieblingsübung

Meine liebste körperstabilisierende Übung ist das Brett mit Aufklappen bzw. das Rotationsbrett (siehe rechts). Dabei halte ich das gerade Brett im Frontstütz 15 Sekunden und klappe mich, ohne zwischendurch abzusetzen, zur Seite auf (erneut 15 Sekunden halten), dann wieder zurück zur Mitte (15 Sekunden) und zur anderen Seite (15 Sekunden) usw. Also immer Mitte, Seite, Mitte, Seite – solange, bis das Brett zusammenbricht. Sie können natürlich auch jede Position länger oder kürzer halten, ganz wie Sie es schaffen.

5. Brett: Vorteile auf einen Blick

Das Brett ...

- führt zu einer starken Körpermitte (Core).
- beugt Rückenproblemen vor und behebt diese.
- sorgt für eine gute Körperhaltung.
- kräftigt eine Vielzahl an Muskeln im Körper, die mit einem Gerätetraining nicht erreicht werden.
- hält Ihren Körper stabil bei allen Sportarten.

*

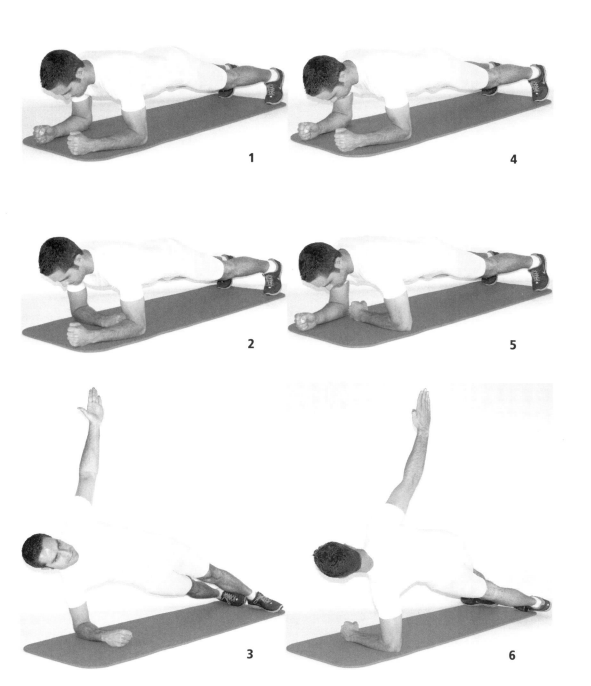

1

2

3

4

5

6

5. Bankdrücken

Zu den Königsdisziplinen gehört das Bankdrücken. Es ist der Klassiker der Brustübungen. Beim Krafttraining gibt es nur wenige Übungen, mit denen sich gleichzeitig so viele Muskelgruppen im Oberkörper auf einmal trainieren lassen. Eine starke Brustmuskulatur hat nicht nur optische Reize. Sie stabilisiert das Schultergelenk und ist außerdem an allen Bewegungen dieses Gelenks beteiligt.

Welche Muskeln trainieren Sie beim Bankdrücken?

Beim Bankdrücken wird die gesamte Oberkörper-Vorderseite trainiert:
- die Großen und die Kleinen Brustmuskeln (Pectoralis major und minor)
- der vordere Teil des Schultermuskels (Deltoideus anterior)
- der Vordere Sägemuskel (Serratus anterior)
- der Hakenarmmuskel (Coracobrachialis), der den Oberarmknochen mit dem Schulterblatt verbindet
- die Oberarmrückseite (Triceps brachii)
- die Bauchmuskulatur (Rectus abdominis)

Wo können Sie Bankdrücken machen?

Bankdrücken erfordert eine Langhantelstange oder zwei Kurzhanteln sowie eine Bank, auf die man sich rücklings legt; am besten mit Stützen für die Langhantelstange. Eine Drückerbank werden Sie in jedem Fitness-Studio finden; es gibt heute auch stabile, nicht mehr so teure Bänke für Zuhause.

Weiter geht es auf der folgenden Seite mit der richtigen Übungsausführung.

Die richtige Übungsausführung des Langhantel-Bankdrückens

Legen Sie sich mit dem Rücken flach auf die Bank; vermeiden Sie unbedingt eine Hohlkreuzbildung, d.h. ein Hochwölben des Brustkorbes. Das würde den unteren Rücken unnötig gefährden! Ihre Füße stehen neben der Bank sicher auf dem Boden. Greifen Sie die Langhantelstange etwas weiter als schulterbreit. Ihre Handgelenke bleiben auch während der Bewegung möglichst gerade, d.h. sie werden nicht nach hinten gebogen. Heben Sie die Hantel aus der Vorrichtung und balancieren Sie das Gewicht aus.

Senken Sie die Stange soweit ab, bis Ihre Oberarme in etwa waagerecht sind, also ein 90-Grad-Winkel zwischen Ober- und Unterarm entsteht. Das ganz tiefe Absenken der Hantelstange, d.h. bis sie die Brust in Höhe der Brustwarzen berührt, ist nicht unbedingt erforderlich; mehr dazu später. Halten Sie die Spannung am tiefsten Punkt eine Sekunde, bevor Sie die Stange langsam wieder nach oben drücken. Strecken Sie die Arme jedoch nie ganz durch, um das Ellbogengelenk nicht zu stark zu beanspruchen. Auch am höchsten Punkt sollten Sie kurz innehalten.

Bewegen Sie das Gewicht möglichst senkrecht über der Brust in Höhe der Brustwarzen. Spannen Sie die ganze Zeit über Ihre Bauchmuskulatur an, damit Ihr unterer Rücken stets flach auf der Bank aufliegt! Beim Hochdrücken atmen Sie aus, beim Absenken ein.

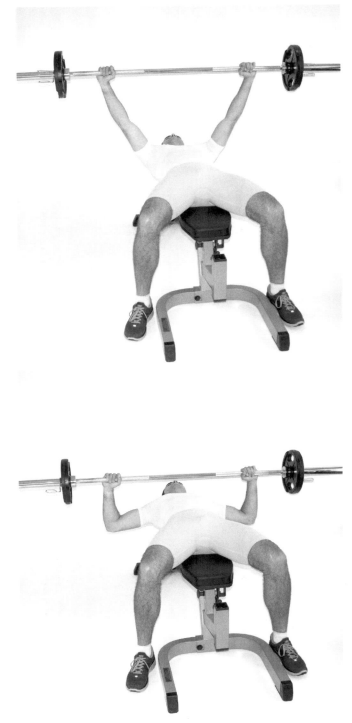

Weitere Tipps zum Bankdrücken

Das Hochdrücken des Gewichts wird als konzentrische Phase, das Absenken als exzentrische Phase bezeichnet. Viele Anfänger, aber auch Trainierte machen den Fehler, die exzentrische Phase zu schnell und unkontrolliert durchzuführen. Da Sie aber gerade in der exzentrischen Phase viel Kraft entwickeln können, sollten Sie diese langsam und kontrolliert ausführen; vermeiden Sie schwungvolle Bewegungen.

Achten Sie auch auf die Stellung Ihrer Handgelenke. Diese sollten möglichst nicht nach hinten gebogen, sondern gerade sein. Es gibt Trainingshandschuhe zu kaufen, die auch eine Unterstützung für das Handgelenk bieten. Empfehlenswert ist auch das Training mit einem Partner, der die Bewegungsausführung kontrolliert und Hilfestellung leisten kann.

1. Wie trainieren Sie Bankdrücken von ganz leicht zu schwer?

Um die Technik des Bankdrückens zu erlernen, sollten Anfänger zunächst an waagerecht arbeitenden Maschinen trainieren, wie zum Beispiel der Brustpresse im Sitzen. Auch Liegestütze sind als Vorbereitung sehr gut geeignet. Denn es braucht eine gewisse Muskelkraft, um später auch an Freihanteln trainieren zu können.

Nach etwa einem Monat vorbereitenden Trainings können Sie dann zur Variante mit der Langhantelstange wechseln. Am besten, Sie üben zunächst allein mit dem Gewicht der Stange; die in vielen Studios zu findenden Olympia-Hantelstangen wiegen allein schon 20 kg. Es braucht ein bisschen Übung, die Stange auszubalancieren; wenn Sie das problemlos beherrschen, können Sie ein paar leichte Hantelscheiben rechts und links auf die Stange legen. Achten Sie aber darauf, auf beiden Seiten stets das gleiche Gewicht zu stecken und es mit einer Verschlussklemme abzusichern. Tun Sie das nicht und Sie ermüden zum Ende eines Satzes, kann es geschehen, dass Sie die Hantel kurzzeitig schräg halten und eine Scheibe von der Stange rutscht! In diesem Fall lässt sich die ungleich belastete Hantelstange kaum noch führen und ohne Partner, der Hilfestellung leistet, können Sie sich ernsthaft verletzen.

Das Gewicht sollte zunächst circa 70 % Ihrer Maximalkraft entsprechen und Sie sollten in der Lage sein, drei Sätze mit 12 bis 15 Wiederholungen durchzuführen. Wenn Sie die Technik sicher beherrschen, können Sie nach einigen Wochen das Gewicht allmählich erhöhen.

Die Progressionsstufen

Meistern Sie jeweils mindestens 15 Wiederholungen, um zur nächsten Stufe überzugehen.

Stufe 1: Liegestütze an der Wand stehend

Stufe 2: Liegestütze in Schräglage (an Fensterbank, Tischkante)

Stufe 3: Knie-Liegestütze

Stufe 4: Brustpresse im Sitzen (mit ca. 50 % des Körpergewichts)

Stufe 5: klassische Liegestütze (horizontal mit gestreckten Beinen)

Stufe 6: Bankdrücken mit der Langhantelstange ohne Scheiben (Stangengewicht ca. 20 kg)

Stufe 7: Bankdrücken mit der Langhantelstange und Scheiben

2. Welche Varianten gibt es?

Wenn Sie bereits fortgeschritten sind, können Sie das Bankdrücken mit den folgenden Methoden variieren...

Griffvarianten

Je enger Sie greifen, desto schwieriger wird es, die Stange im Gleichgewicht zu halten und das Gewicht zu bewegen. Eine weite Griffhaltung, wie rechts gezeigt, sorgt nicht nur für eine bessere Balance, sondern auch für eine besonders starke Beanspruchung der Brustmuskulatur und ist somit vorzuziehen.

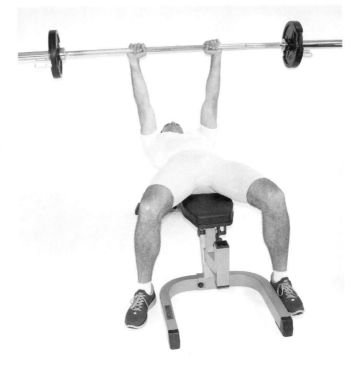

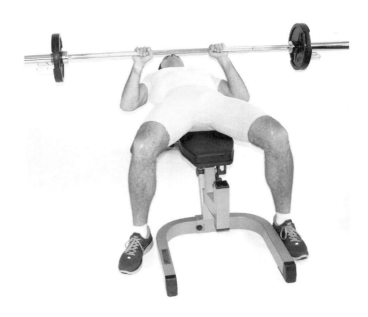

Bankneigungswinkel

Neben dem klassischen Bankdrücken auf der Flachbank gibt es auch das sog. Schrägbankdrücken (links unten). Dabei wird die Schultermuskulatur stärker aktiviert. Beim Drücken auf der negativ geneigten Bank (rechts unten) wird dagegen die Brust insgesamt stärker gefordert als auf der Flach- oder Schrägbank.

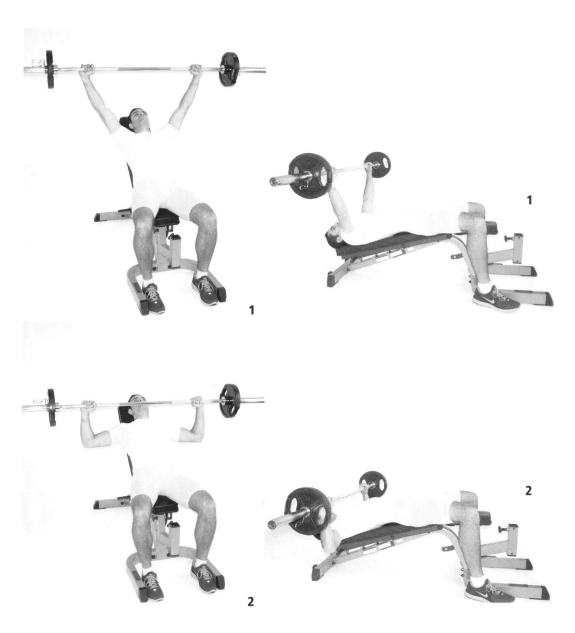

Beinposition

Es gibt drei verschiedene Möglichkeiten des Bankdrückens, was die Positionierung der Beine betrifft. Die klassische und sicherste Variante ist es, die Füße auf den Boden zu stellen. Hier haben Sie die beste Stabilität. Darüber hinaus ist es möglich, sofern die Bank lang genug ist, Ihre Füße auf die Bank zu stellen (obere Abbildungen). Dadurch liegt Ihr unterer Rücken flach auf und

Sie neigen weniger dazu, beim Drücken schwerer Gewichte ins Hohlkreuz zu gehen.

Die dritte und anspruchsvollste Möglichkeit ist, die Beine in der Luft anzuwinkeln (untere Abbildungen). Das erfordert höchste koordinative Kontrolle. Der Vorteil ist auch hier, dass Sie nicht ins Hohlkreuz gehen können. Zusätzlich müssen Sie aktiv Ihre Bauchmuskeln anspannen.

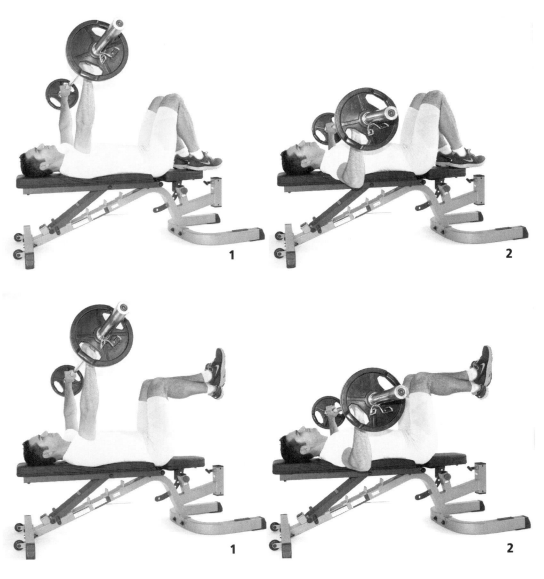

1

2

1

2

3. Bankdrücken mit Kurzhanteln

Das Bankdrücken mit Kurzhanteln erfordert viel Geschick. Es ist eine besondere koordinative Herausforderung, zwei eigenständige Gewichte auszutarieren und gleichmäßig parallel zu bewegen. Deshalb können nicht so hohe Gewichte wie beim Langhantel-Bankdrücken bewegt werden. Beim Kurzhantel-Bankdrücken sind auch alle oben erwähnten Bankneigungswinkel denkbar.

Die richtige Übungsausführung

Legen Sie sich auf eine Trainingsbank und halten Sie zwei Kurzhanteln mit gebeugten Armen vor den Schultern im Obergriff. Strecken Sie die Arme und drücken Sie die Hanteln aufwärts, bis sie über der Brust sind. Senken Sie die Hanteln kontrolliert zur Brust ab, bis die Oberarme parallel zum Boden oder etwas tiefer sind. Achten Sie darauf, dass die Füße durchgehend Bodenkontakt halten. Hüfte und Schultern liegen flach auf der Bank auf. Machen Sie kein Hohlkreuz!

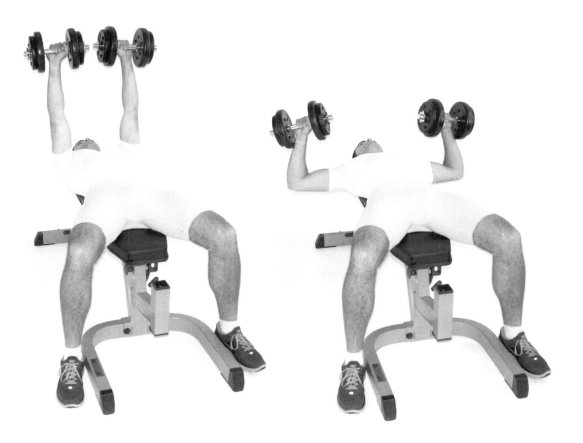

Weitere Varianten mit Kurzhanteln
Negativ-Bankdrücken mit Kurzhanteln

Legen Sie sich auf eine nach unten geneigte Bank. Wenn die Bank ein Beinpolster hat, klemmen Sie die Unterschenkel dahinter. Das gibt Ihnen mehr Stabilität. Halten Sie beide Kurzhanteln senkrecht über der Brust und senken Sie diese gleichzeitig ab, bis Ihre Oberarme parallel zum Boden sind. Spannen Sie besonders Ihren Bauch an, um ein Hohlkreuz zu vermeiden.

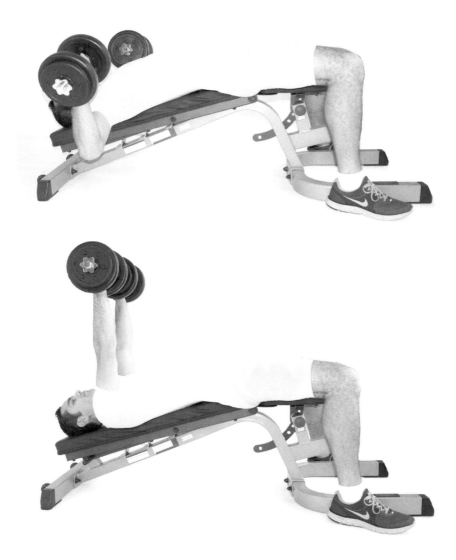

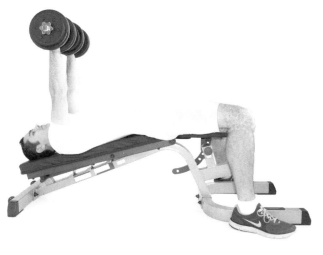

Alternierendes Negativ-Bankdrücken mit Kurzhanteln

Die Ausgangsposition ist wie oben beschrieben. Während Sie den linken Arm gestreckt halten, senken Sie den rechten Arm ab. Kehren Sie in die Ausgangsposition zurück und wiederholen Sie die Bewegung auf der anderen Seite. Um die Übung noch fließender zu gestalten, können Sie während der Senkphase des einen Armes bereits mit der Aufwärtsbewegung des anderen Armes beginnen.

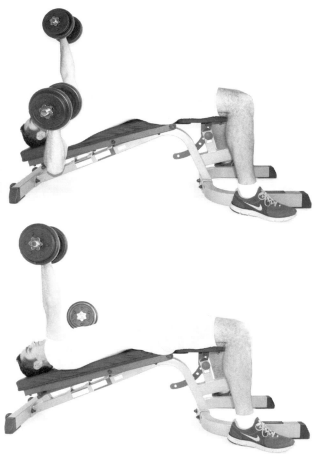

Schrägbankdrücken mit Kurzhanteln

Legen Sie sich auf eine Schrägbank und halten Sie in jeder Hand eine Kurzhantel. Drücken Sie die Hanteln senkrecht nach oben und senken Sie diese ab, bis die Oberarme parallel zum Boden sind. Strecken Sie die Arme in der Endposition nie komplett durch, um die Ellbogengelenke zu schonen. Vermeiden Sie auch ein zu starkes Absenken der Gewichte, um das Schultergelenk nicht zu überdehnen. Durch einen fest angespannten Bauch wirken Sie zudem der Hohlkreuzbildung entgegen, die sich hier leicht einstellt. Beim Schrägbankdrücken kräftigen Sie, abgesehen von der Brust und der Armrückseite, besonders den vorderen Anteil der Schultermuskulatur.

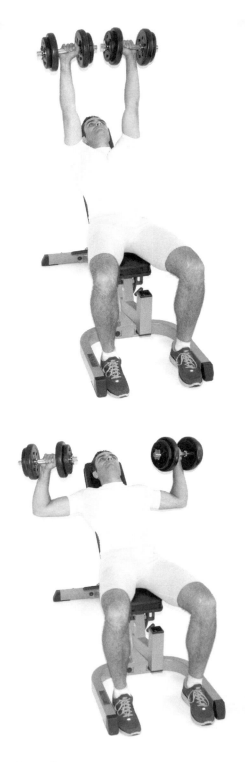

Alternierendes Schrägbankdrücken mit Kurzhanteln

Auf einer Schrägbank liegend halten Sie beide Kurzhanteln senkrecht über der Brust. Während Sie den linken Arm gestreckt halten, senken Sie den rechten Arm ab. Kehren Sie in die Ausgangsposition zurück und wiederholen Sie die Bewegung auf der anderen Seite. Um die Übung noch fließender zu gestalten, können Sie während der Senkphase des einen Armes bereits mit der Aufwärtsbewegung des anderen Armes beginnen. Beim alternierenden Schrägbankdrücken mit Kurzhanteln können Sie keine hohen Gewichte einsetzen. Darauf kommt es auch gar nicht unbedingt an. Vielmehr steht bei dieser Übung die Schulung der Koordination im Vordergrund.

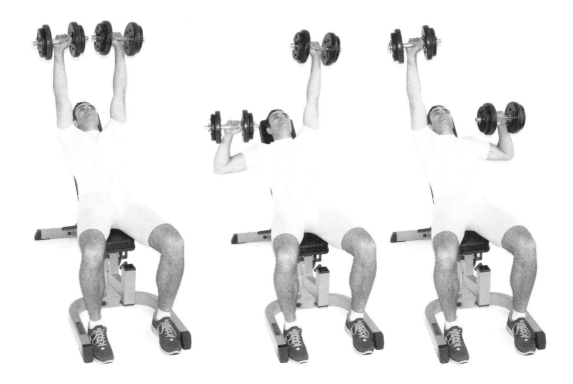

Einarmiges Bankdrücken mit Kurzhanteln

Nur ein Arm hält eine Kurzhantel, der andere Arm ist frei und wird zur Decke gestreckt. Spannen Sie den Bauch an und bewegen Sie nur den Arm, der die Hantel hält. Nach der angestrebten Wiederholungszahl wechseln Sie zur anderen Seite. Das einarmige Bankdrücken erlaubt Ihnen, sich voll und ganz auf eine Seite zu konzentrieren. Das ist eine gute Möglichkeit, um die Bewegungsqualität zu kontrollieren und ggf. zu verbessern. Bevor Sie mit zwei Kurzhanteln trainieren, ist das einarmige Bankdrücken als Vorübung gut geeignet.

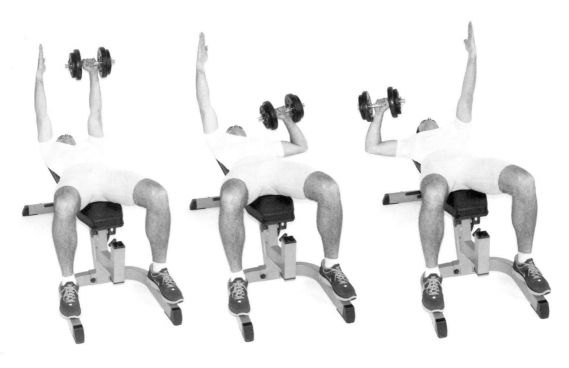

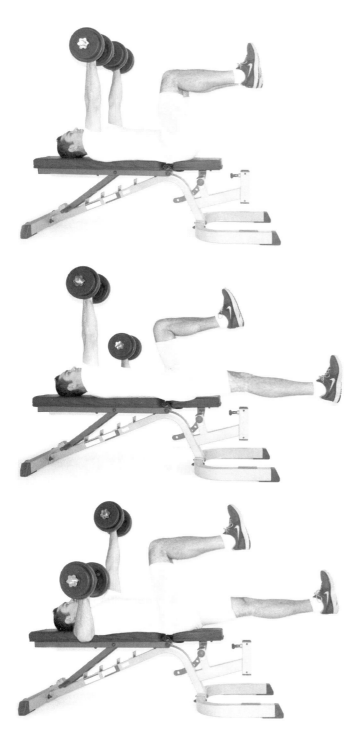

Alternierendes Bankdrücken mit Beinsenken

Halten Sie zwei Kurzhanteln mit gestreckten Armen über der Brust. Die Beine werden in der Luft gehalten, d.h. die Hüfte und die Knie sind 90 Grad gebeugt. Senken Sie nun eine Hantel und gleichzeitig das Bein der Gegenseite ab. Das andere Knie bleibt gebeugt. Drücken Sie das Gewicht wieder hoch und heben Sie gleichzeitig das Bein in die Ausgangsposition zurück. Wiederholen Sie die Bewegung dann auf der anderen Seite. Um die Übung noch schwieriger zu gestalten, können Sie auch Fußgelenkgewichte verwenden. Das Absenken des Beins zielt auf eine intensive Spannung im Bauch ab. Je tiefer Sie das Bein absenken, desto schwerer wird es. Versuchen Sie, eine gleichmäßige, harmonische Bewegung hinzubekommen. Was die Übung so anstrengend und damit effektiv macht – nur der Rücken liegt auf, während die Beine und Arme sich in der Luft befinden! Diese Übung ist koordinativ höchst anspruchsvoll, deshalb sollten Sie sich zunächst mit leichten Kurzhantelgewichten daran gewöhnen.

4. Welche Variante ist am effektivsten?

Das Bankdrücken mit der Langhantel ist die unangefochtene Übung Nummer eins für den Großen Brustmuskel. Die stabile Lage des Körpers auf der Bank mit einer guten Fixierung des Rumpfes erlaubt die Bewältigung hoher Lasten. Das Bankdrücken wird in der Praxis in zahlreichen Varianten durchgeführt, wobei den verschiedenen Ausführungsformen unterschiedliche Ziele zugeschrieben werden.

Der Einfluss der Griffweite

Das Flachbankdrücken mit weitem Griff aktiviert den oberen Anteil des Großen Brustmuskels wesentlich intensiver als die Variante mit enger Griffhaltung. Ein weiter Griff ist demnach effektiver, um die Brust zu trainieren, als ein enger Griff. Auch der Trizeps ist beim Bankdrücken beteiligt. Allerdings wird die Aktivierung des Trizeps durch eine enge Griffhaltung nicht größer, da jetzt deutlich weniger Gewicht bewältigt werden kann.

Der Einfluss der Bankneigung

Negatives Bankdrücken ermöglicht das größte bewältigbare Gewicht. Die Flachbank (horizontal) und die leicht positive Bankstellung weisen nur geringe Maximallastunterschiede auf. Eine steilere Stellung der Rückenlehne führt zu einem starken Abfall der maximalen Last. Das heißt: Die Maximalkraft beim Bankdrücken nimmt ab, je steiler die Lehne steht! Das liegt daran, dass die starken Brustmuskeln immer weniger Kraft ausüben können. Die Belastung verlagert sich dann zunehmend auf die Schultern, denn bei allen Drückübungen wird auch der vordere Anteil des Schultermuskels aktiviert. Je steiler die Lehne, desto stärker werden diese Muskeln beansprucht.

Das Fazit zur Effektivität

Die effektivsten Übungsvarianten des Bankdrückens sind für alle drei Anteile des Großen Brustmuskels das Bankdrücken auf der Negativbank, gefolgt vom Flachbankdrücken. Die Belastung der Brust nimmt ab und der vordere Anteil des Schultermuskels wird umso stärker aktiviert, je steiler die Bank gestellt wird.

Das Bankdrücken mit Kurzhanteln erweist sich für die Brust als weniger effektiv als das Bankdrücken mit der Langhantel. Das Heben schwerer Kurzhanteln in die Ausgangsstellung und die schwierige Stabilisierung der Gewichte führen bei weniger Fortgeschrittenen zu einer Reduzierung des gewählten Gewichts und damit zu einer geringeren Muskelspannung.

Warum soll die Hantelstange nicht bis zur Brust abgesenkt werden?

Eine nicht unerhebliche Verletzungsgefahr beim Bankdrücken liegt im Risiko der Überdehnung der vorderen Band- und Kapselstrukturen des Schultergelenks. Beim Bankdrücken wird die Langhantel häufig so tief gesenkt, bis sie die Brust berührt. Dabei wird der Kopf des Oberarmknochens nach vorn gegen die Gelenkkapsel und das „ligamentum coracohumerale", die Bandverbindung im Schultergelenk, gedrückt. Hohe Gewichte bedeuten dabei ein großes Verletzungsrisiko für die Gelenkkapsel und die betroffenen Bänder, deren Überdehnung relativ häufig vorkommt und oft langandauernde Beschwerden nach sich zieht. Das Verletzungsrisiko wird durch ein weniger tiefes Absenken der Langhantel erheblich reduziert. Dabei wird die Hantel nur so tief gesenkt, bis die Oberarme mit der Schulterachse eine Linie bilden (90-Grad-Winkel von Ober- und Unterarm). Je nach Größe des Brustkorbs des Trainierenden wird die Hantel also einige Zentimeter vor der Brust gestoppt.

Dabei müssen Sie sich keine Sorgen machen, das Potenzial der Übung nicht auszunutzen: Vergleiche von Bankdrückbewegungen mit tiefer Ausführung und nicht ganz tiefer, also der 90-Grad-Ausführung, zeigen bei gleichem Gewicht keine großen Intensitätsunterschiede, so-dass durchaus auf die tiefe Ausführung verzichtet werden kann, ohne Nachteile für die Effektivität befürchten zu müssen! Die Effektivität kann bei der nicht so tiefen Ausführung sogar gesteigert werden, wenn dadurch ein höheres Gewicht bewältigt werden kann! Die 90-Grad-Variante empfiehlt sich auch für jene Athleten, die sich beim tiefen Bankdrücken bereits an der Schulter verletzt haben; damit kann weiter Bankdrücken trainiert werden und die Schulter wird geschont.

5. Meine Lieblingsübung

Ich bevorzuge das Langhantel-Bankdrücken auf der flachen Bank, da ich es als sehr schwierig empfinde, sowohl beim Negativ-Bankdrücken als auch beim Schrägbankdrücken eine Hohlkreuzstellung zu vermeiden. Die Flachbank bietet mir die Möglichkeit, den unteren Rücken besser auf der Bank zu halten. Zudem mag ich es, die Beine in die Luft zu nehmen, um eine weitere koordinative Komponente in die Übung zu integrieren und meinen unteren Rücken zu schonen. Deshalb habe ich diese eher unübliche Variante auch oben vorgestellt. Ich senke die Stange auch nie bis ganz auf die Brust ab, um keine Schulterverletzung zu riskieren. Stattdessen versuche ich, den rechten Winkel nicht zu sehr zu unterschreiten.

Ich wähle ein Gewicht, das ich mindestens acht Mal bewältigen kann. Sobald ich in der Lage bin, das Gewicht mehr als zwölf Mal zu drücken, erhöhe ich das Gewicht in der nächsten Trainingseinheit. Die Bewegung führe ich relativ langsam aus, sowohl das Absenken als auch das Hochdrücken der Langhantelstange.

6. Wichtige Aspekte bei Drückübungen

Die effektivste Komplexübung für alle drei Teile des Großen Brustmuskels ist das Bankdrücken auf der Negativbank (-15 Grad), gefolgt vom Bankdrücken auf der Flachbank. Das Schräg-bankdrücken mit einer Hochstellung der Lehne über 45 Grad führt nicht – wie häufig angenommen –zu einer verstärkten Aktivierung des oberen Anteils der Brustmuskulatur, sondern sogar zu einer Reduktion. Die aus anatomischer Sicht vorteilhaftere Ausgangsstellung erweist sich letztlich aufgrund des deutlich geringeren bewältigbaren Gewichts sogar als Nachteil. Ein weiter Griff ist bei allen Bankdrückvarianten effektiver als ein enger Griff.

Zur Vermeidung von Verletzungen im Schultergelenk ist es sinnvoll, das Gewicht nicht ganz abzusenken; die Drückbewegung beginnt, wenn sich die Oberarme etwa in Schulterhöhe befinden, das heißt bei etwa waagerechter Oberarmstellung. Hier entstehen keine Aktivierungsverluste; eher ist das Gegenteil der Fall, da bei einer nicht so tiefen Ausführung ein höheres Gewicht bewältigt werden kann.

Bei allen Drückübungen wird auch der vordere Anteil des Deltamuskels aktiviert. Je steiler die Stellung der Lehne ausfällt, desto stärker wird dieser Muskel beansprucht. Auch der Trizeps ist an den Drückübungen mit mittlerer Intensität beteiligt. Die Aktivierung des Trizeps wird übrigens, wie häufig angenommen, durch eine enge Griffhaltung nicht größer, da so nur deutlich weniger Gewicht bewältigt werden kann. Bankdrücken mit engem Griff empfiehlt sich von Zeit zu Zeit als sinnvolle Variation der Bewegung. Doch der Trizeps wird besser trainiert, wenn beim weiten Griff ein höheres Gewicht aufgelegt wird!

7. Bankdrücken: Vorteile auf einen Blick

Bankdrücken...
- kräftigt die komplette Vorderseite des Oberkörpers, vor allem die Brustmuskulatur.
- kräftigt die Schultern und Arme.
- führt zu einer Stabilisierung des Schultergelenks.

• führt bei Männern zu einem breiten Kreuz und bei Frauen zu einer wohlgeformten Brust.
• gibt Power im Oberkörper durch ein ausgewogenes Verhältnis von Kraft und Schnelligkeit.

• verbessert die Knochendichte im Oberkörper und in den Armen.
• verbrennt viele Kalorien und hilft beim Fettabbau.

*

6. Kreuzheben

Bierkästen aus dem Auto heben, das Kind vom Boden aufheben, schwere Bücherkisten oder Umzugskartons anheben und tragen – das fällt Ihnen in Zukunft leicht, wenn Sie das Kreuzheben in Ihren Trainingsplan integrieren. Für jeden Fitness-Sportler sollte das Kreuzheben ein essenzieller Bestandteil des Trainings sein. Was sich dahinter verbirgt und wie die korrekte Technik aussieht, das erfahren Sie in diesem Kapitel.

Ebenso wie die Kniebeuge gehört auch das Kreuzheben zu den Übungen, die häufig falsch ausgeführt werden. Die falsche Ausführung bedingt den Ruf beider Übungen, ungesund und gefährlich zu sein. Doch wer das Kreuzheben korrekt und mit angemessenem Gewicht absolviert, trainiert auf sehr effektive Weise die hintere Oberschenkelmuskulatur, das Gesäß und den Rücken – also quasi die gesamte Körperrückseite, die auch als „Streckerkette" bezeichnet wird. Die Bewegung des Kreuzhebens ist nicht ganz einfach und sollte daher zuerst mit einer Holzlatte oder einer Langhantelstange ohne Hantelscheiben erlernt werden.

Welche Muskeln trainieren Sie beim Kreuzheben?

- Kapuzenmuskel (Trapezius, oberer Rücken)
- Rückenstrecker (Erector spinae, unterer Rücken)
- Gesäß (Gluteus)
- Oberschenkelrückseite (ischiocrurale Muskeln)
- Schollenmuskel (an der Wade)
- Greifmuskulatur (Unterarme)

Wo können Sie Kreuzheben machen?

Das Fitness-Studio eignet sich am besten zum Kreuzheben, da hier die notwendigen Langhantelstangen und Gewichtsscheiben zur Verfügung stehen. Sie können aber auch Zuhause mit einem Besenstiel den Bewegungsablauf üben, bevor Sie mit Gewichten trainieren. Kurzhanteln oder andere Gewichte eignen sich ebenfalls gut für das Kreuzheben.

Worauf müssen Sie beim Kreuzheben achten?

Das Kreuzheben mit gestreckten Beinen kann ohne Gewicht bzw. mit Kurz- oder Langhanteln ausgeführt werden. Mit Kurzhanteln werden die Hanteln mit den Handflächen zum Körper zeigend vor den Oberschenkeln gehalten. Wer eine Langhantelstange einsetzt, hält diese ebenfalls mit gestreckten Armen im Obergriff (Handflächen zeigen zum Körper). Noch mehr Griffsicherheit an der Langhantelstange verleiht der Wechselgriff – die Kombination aus Ober- und Untergriff (eine Handfläche zeigt zum Körper, die andere weg davon).

Kreuzheben mit gestreckten Beinen: Die richtige Übungsausführung

Die Füße stehen hüftbreit auseinander. Die Knie sind leicht gebeugt, aber fixiert. Die Schulterblätter werden nach hinten genommen. Die Brust wird vorgewölbt, der Rücken durchgestreckt. Diese Rückenhaltung wird beibehalten, wenn der Oberkörper geneigt wird.

Beugen Sie sich mit geradem Rücken langsam nach vorne, indem Sie das Gesäß weit nach hinten herausstrecken. Dabei das Körpergewicht langsam vom Fußballen zur Ferse verlagern; führen Sie das Gewicht eng am Körper entlang und senkrecht nach unten. Die Hanteln werden an den Oberschenkeln entlang so weit nach unten geführt, wie es die Streckfähigkeit der hinteren Oberschenkelmuskulatur zulässt. Der Rücken hält stets eine leichte Hohlkreuzhaltung ein. Wenn er beginnt, sich zu beugen bzw. krümmen, hat die hintere Oberschenkelmuskulatur das Limit ihrer Streckfähigkeit erreicht. Versuchen Sie, so weit herunter zu kommen, dass die Hantelstange tiefer als die Kniescheiben geführt wird. Richten Sie sich anschließend auf, indem Sie die Hüfte nach vorn drücken. Die Arme bleiben gestreckt und das Gewicht wird eng am Körper nach oben geführt, bis Sie die Ausgangsstellung erreicht haben.

Das Kreuzheben ist eine isometrische Übung für den Rückenstrecker und eine konzentrische Übung für die Gesäß- und die hintere Oberschenkelmuskulatur. Die Bewegung muss zwingend von der Hüfte ausgehen und nicht von der Lendenwirbelsäule, wenn man sich nicht verletzen will.

Je nach Trainingsstand werden mehrere Sätze mit fünf bis zwölf Wiederholungen absolviert. Weniger als fünf Wiederholungen sollten es nicht sein, da die Gewichte dann erfahrungsgemäß so hoch liegen, dass die Verletzungsgefahr steigt. Sie sollten diese Übung lieber mit leichten bis mittleren Gewichten ausführen und dabei stets auf eine korrekte Ausführung achten.

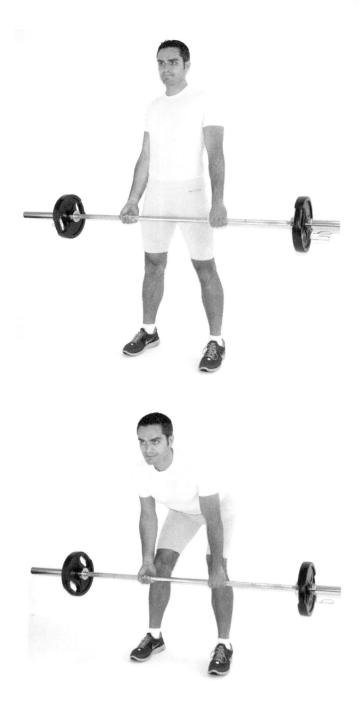

Kreuzheben mit Kurzhanteln

Das Kreuzheben mit zwei Kurzhanteln ist eine gute Alternative zum Training mit der Langhantelstange. Die Bewegung sieht ein bisschen anders aus, da Sie im Stand die Gewichte seitlich vom Körper halten, statt davor. Das Austarieren zweier einzelner Gewichte ist koordinativ etwas anspruchsvoller als mit einer Hantelstange. Gleichzeitig ist es mit Kurzhanteln jedoch nicht möglich, gleich hohe Gewichte zu heben wie mit einer Langhantel. Trotzdem empfehle ich Ihnen, beide Varianten in Ihr Trainingsprogramm einzubauen – so wird der Körper umfassend gefordert.

Es gibt auch die Variante des Kreuzhebens mit gebeugten Beinen. Diese Bewegung ähnelt dann sehr der Kniebeuge.

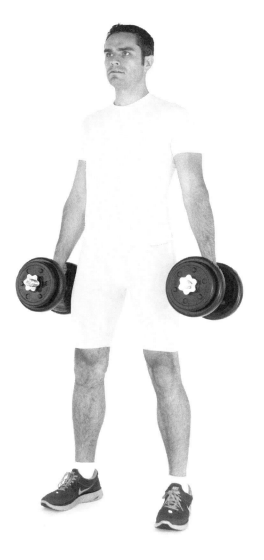

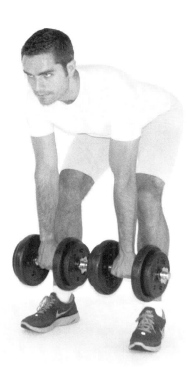

Kreuzheben mit gebeugten Beinen: Die richtige Übungsausführung

Anders als beim Kreuzheben mit gestreckten Beinen beginnen Sie die Übung mit dem Gewicht auf dem Boden liegend. Stellen Sie Ihre Füße schulterbreit auf und gehen Sie in die Knie. Umgreifen Sie die Hantelstange im Wechselgriff möglichst außerhalb der Beine etwas weiter als schulterbreit. Achten Sie darauf, dass Ihre Knie nicht nach innen fallen. Drücken Sie diese bewusst nach außen. Drücken Sie die Fersen fest in den Boden, das Gesäß nach hinten, lassen Sie die Schultern unten und strecken Sie die Brust heraus. Achten Sie besonders darauf, dass der Rücken immer gerade bzw. gestreckt bleibt. Führen Sie die Stange eng am Körper entlang senkrecht nach oben, indem Sie die Hüfte nach vorn drücken. Die Arme bleiben die ganze Zeit über gestreckt. Ziehen Sie am Ende, wenn Sie aufrecht stehen, die Schultern nach hinten und strecken Sie die Brust heraus, um die Rückenmuskulatur maximal anzuspannen. Mit Kurzhanteln ähnelt die Übung sehr einer Kniebeuge (wie auf der folgenden Seite gezeigt).

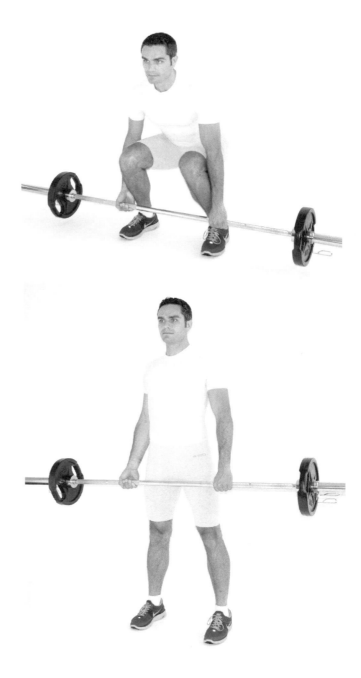

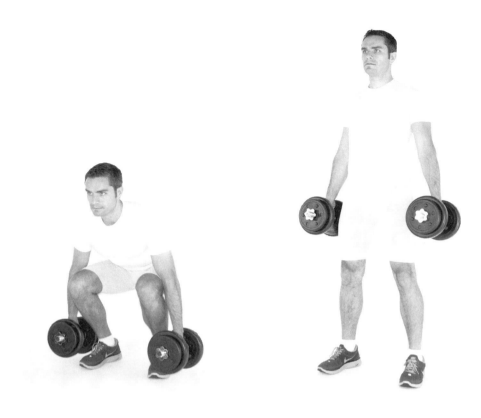

Einbeiniges Kreuzheben

Das einbeinige Kreuzheben trainiert die gesamte Streckerkette (Rücken, Gesäß und hintere Oberschenkelmuskulatur) und entwickelt gleichzeitig Balancefähigkeit und Propriozeption des Fußgelenks (die „Eigenwahrnehmung", d.h. die Empfindung der Lage des Gelenks im Raum). Die Übung ist bei korrekter Ausführung sicher und effektiv. Hohe Zusatzgewichte sind bei der einbeinigen Ausführung nicht notwendig, dies schützt auch vor Rückenverletzungen. Die Übung kann zum Aufwärmen oder mit Gewicht im Rahmen eines Krafttrainings ausgeführt werden.

Die richtige Übungsausführung

Die Bewegungsausführung ähnelt der des beidbeinigen Kreuzhebens mit gestreckten Beinen.
Wegen des geringen Gewichts ist hier das Risiko einer Rückenüberlastung geringer als bei der
beidbeinigen Variante.

Halten Sie eine Kurzhantel auf der gegenüberliegenden Seite des Standbeins. Das Standbein ist leicht gebeugt, aber fixiert. Beugen Sie
sich aus der Hüfte heraus nach vorn und strecken Sie gleichzeitig das Schwungbein nach hinten, bis es sich in einer Linie mit dem Körper

befindet. Versuchen Sie jetzt, das Gewicht neben
dem Standfuß abzusetzen bzw. kurz vor dem
Boden zu halten (auf jeden Fall unterhalb des
Knies); der Rücken bleibt die ganze Zeit über
gerade. Drücken Sie sich anschließend über die
Ferse des Standbeins zurück in die Ausgangsposition. Nach der gewünschten Wiederholungszahl wechseln Sie auf die andere Seite. Je nach
Trainingsstand sollten Sie pro Seite zwei bis drei
Sätze mit fünf bis zwölf Wiederholungen ausführen.

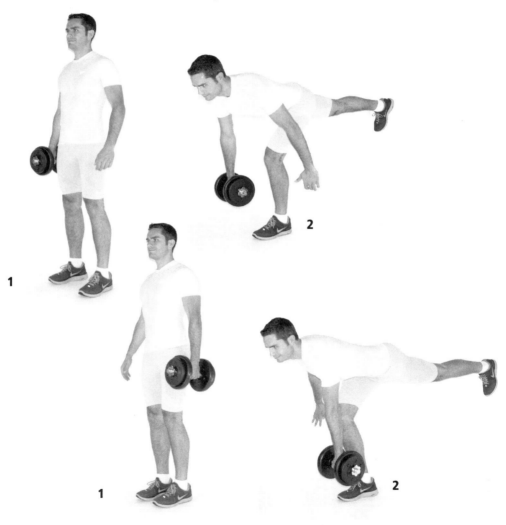

Das einbeinige Kreuzheben ist auch mit zwei Kurzhanteln, die Sie rechts und links vom Körper halten, möglich. Beide Arme sollten mit den Kurzhanteln in der Endposition senkrecht nach unten hängen. Wenn Sie keine Kurzhanteln zur Hand haben, können Sie alternativ auch gefüllte Wasserflaschen oder ähnliches verwenden. Vor allem Ihre Gesäßmuskeln und die Ober-schenkelrückseiten profitieren vom einbeinigen Kreuzheben. Außerdem gibt es kaum eine förderlichere Übung zur Verbesserung Ihres Gleichgewichts. Führen Sie entweder einen ganzen Satz aus, bevor Sie das Standbein wechseln oder wechseln Sie es mit jeder neuen Wiederholung, was die Übung anspruchsvoller gestaltet.

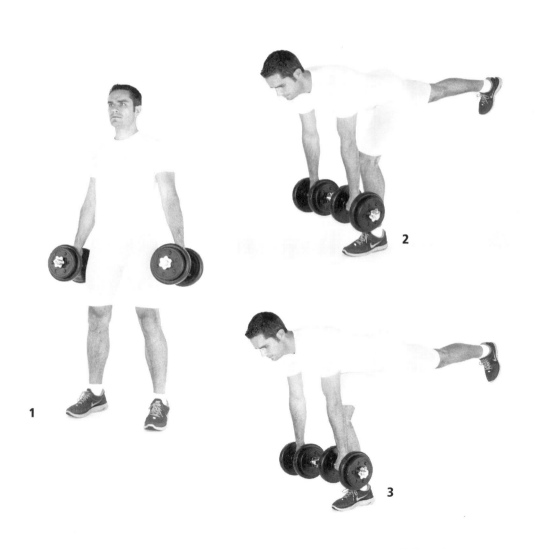

1

2

3

1. Wie trainieren Sie das Kreuzheben von ganz leicht zu schwer?

Zur Vorbereitung auf das eigentliche Kreuzheben mit einer Langhantel (beidbeinige Variante) oder Kurzhantel (einbeinig) können die folgenden Übungen dienen.

Die Progressionsstufen

Stufe 1: Kreuzheben mit vor der Brust
           verschränkten Armen
Stufe 2: mit einem Stab auf dem Rücken
Stufe 3: mit einem Theraband (mittel)
Stufe 4: mit einer Langhantel (schwer)

Beim Kreuzheben mit gestreckten Beinen ohne Gewicht (auch „Good Mornings" genannt) verschränken Sie Ihre Arme vor der Brust und neigen den geraden Oberkörper nach vorne. Die Beine werden dafür in den Knien leicht gebeugt, bleiben aber so fixiert. Neigen Sie sich so weit nach vorne, wie Sie gewährleisten können, dass Ihr Rücken gerade bleibt. Sobald Sie gezwungen sind, den Rücken zu krümmen, haben Sie die maximale Tiefe erreicht. In der Regel gibt die Dehnfähigkeit der Rückseite der Oberschenkelmuskulatur die „anatomische Grenze" vor, wie weit Sie sich nach vorn neigen können. Mit zunehmender Übung werden Sie sich deutlich verbessern! Wichtig ist in jedem Fall, darauf zu achten, dass Ihr Rücken kerzengerade bleibt; besser noch: Sie haben das Gefühl, ein leichtes Hohlkreuz einzunehmen.

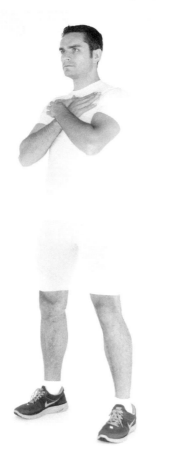
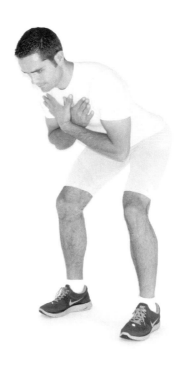

Diese Good Mornings können Sie auch mit leichten Gewichten auf dem oberen Rücken ausführen, d.h. mit einer Langhantel. Meist reicht allein schon das Gewicht der Stange. Zum Üben können Sie zunächst auch einen leichten Stab oder Besenstiel benutzen. Legen Sie die Stange oder den Stab nicht auf Ihre Halswirbelsäule, sondern platzieren Sie ihn lieber etwas tiefer hinter den Schultern. Umfassen Sie die Stange rechts und links, ziehen Sie die Ellbogen nach hinten und die Schulterblätter zusammen.

Mit dem Theraband haben Sie ein leichtes Zusatzgewicht. Stellen Sie sich schulterbreit auf das Theraband und wickeln Sie die Enden des Bandes um Ihre Hände. Verschränken Sie Ihre Arme vor der Brust, sodass sich das Theraband überkreuzt. Nun beugen Sie Ihren Oberkörper wie bei den Good Mornings nach vorne. Ihre Beine bleiben auch hier nahezu gestreckt. Achten Sie darauf, dass die Spannung des Therabandes auch in der vorgeneigten Position erhalten bleibt.

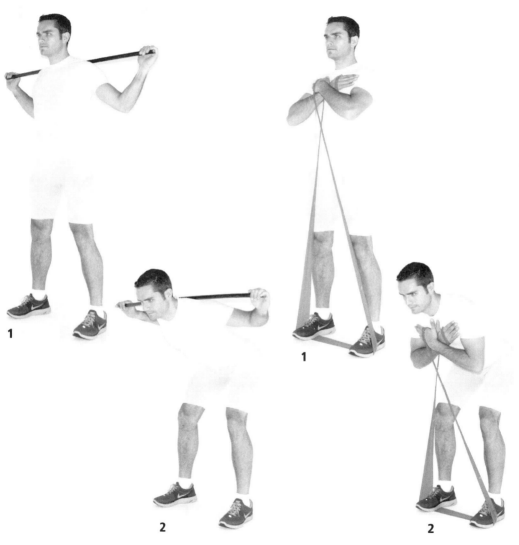

1

2

1

2

Wenn Sie die Good Mornings perfekt beherrschen und auch mit dem Theraband keine Probleme haben, sind Sie bereit für das Kreuzheben mit der Langhantelstange. Aber wie gesagt, erst mit leichten Gewichten, denn Qualität geht immer vor Quantität.

Die Vorübung für das einbeinige Kreuzheben ist die Standwaage:

Das Kreuzheben wird auch in der Prävention und Rehabilitation angewendet. Die Annahme, es sei rückenschädigend, ist Quatsch – im Gegenteil: Wenn Sie die Übung sauber ausführen, trägt es zu einem gesunden Rücken bei!

2. Welche Varianten des klassischen Kreuzhebens gibt es?

Damit das beidbeinige Kreuzheben nicht langweilig wird, empfehle ich Ihnen folgende Kombinationen:

Kreuzheben mit Wadenheben

Stellen Sie sich auf die Zehenspitzen, nachdem Sie das Gewicht nach oben gezogen haben. Da Sie dadurch auch Ihre Balance halten müssen, schulen Sie gleichzeitig Ihre athletischen Fähigkeiten. Darüber hinaus können Sie mit dieser Übungskombination einen sehr sicheren Stand entwickeln, der in anderen Sportarten zu einer Leistungssteigerung führen kann. Die Übung ist natürlich auch mit zwei Kurzhanteln möglich.

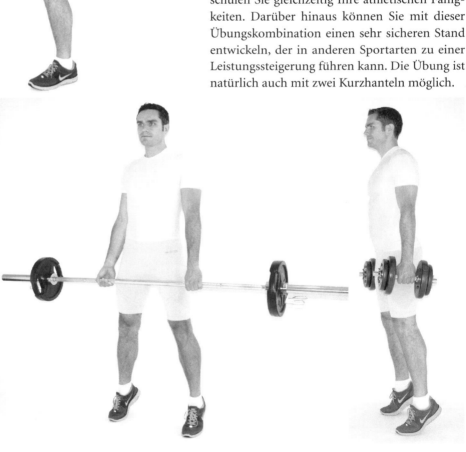

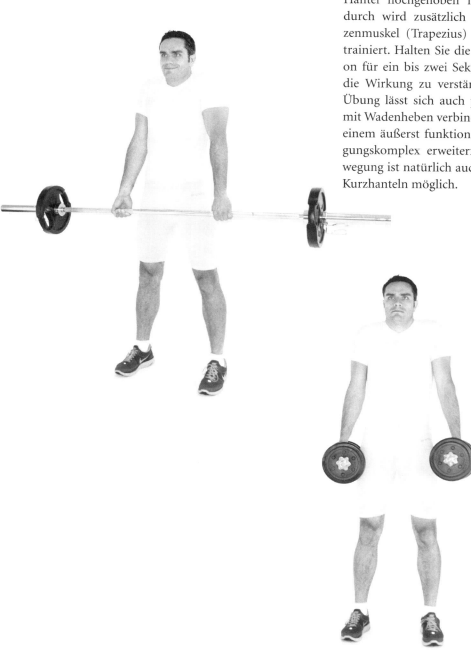

Kreuzheben mit Schulterheben

Ziehen Sie Ihre Schultern in Richtung der Ohren, nachdem Sie die Hantel hochgehoben haben. Dadurch wird zusätzlich der Kapuzenmuskel (Trapezius) dynamisch trainiert. Halten Sie die Kontraktion für ein bis zwei Sekunden, um die Wirkung zu verstärken. Diese Übung lässt sich auch problemlos mit Wadenheben verbinden und zu einem äußerst funktionalen Bewegungskomplex erweitern. Die Bewegung ist natürlich auch mit zwei Kurzhanteln möglich.

Sumo-Kreuzheben

Der Unterschied zum klassischen Kreuzheben besteht darin, dass die Füße weit auseinandergestellt sind (weiter als schulterbreit) und die Füße etwa 30 Grad nach außen gedreht werden. Außerdem ist der Oberkörper aufrechter. Hinzu kommt, dass durch die tiefe Ausgangsposition der Bewegungsumfang kürzer ist. Der Griff (hier passt am besten der Wechselgriff) sollte nicht zu weit sein, denn die Hände werden zwischen den Beinen geführt. Der untere Rücken wird beim Sumo-Kreuzheben weniger beansprucht als beim konventionellen Kreuzheben; die Oberschenkelvorderseite wird dagegen mehr beansprucht. Sumo-Kreuzheben lässt sich auch mit Kurzhanteln ausführen.

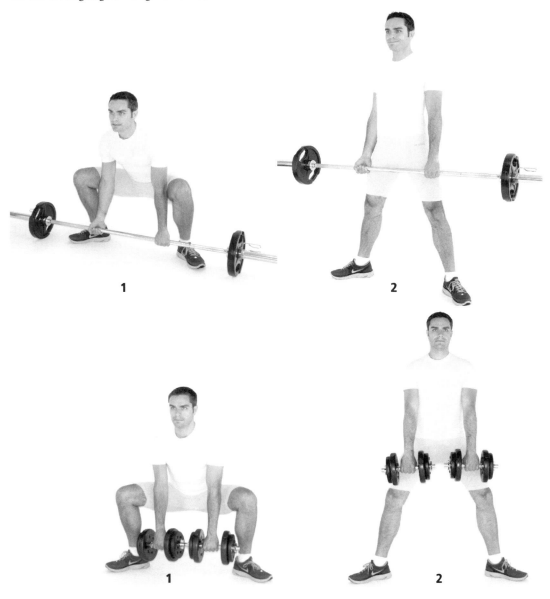

1

2

1

2

Kreuzheben in Reiterposition

In der Ausgangsposition des Kreuzhebens in Reiterposition, engl. auch „Straddle"-Kreuzheben genannt, stehen Sie direkt über der Langhantelstange, sodass sich diese zwischen Ihren Beinen befindet. Gehen Sie in die Hocke, um die Stange im Wechselgriff zu nehmen. Richten Sie sich nun mit geradem Rücken auf, indem Sie den gesamten Körper anspannen und die Füße fest in den Boden stemmen. Im Gegensatz zur klassischen Variante des Kreuzhebens mit gestreckten Beinen wird beim Kreuzheben in der Reiterposition die Oberschenkelmuskulatur stärker beansprucht als der Rücken. Deshalb ist es auch eine gute Alternative zu Kniebeugen.

Sie haben zwei Möglichkeiten, die Stange im Wechselgriff zu nehmen: Die leichtere Variante ist es, einen Arm außerhalb des Beines zu haben, indem Sie quasi das vorn stehende Bein umschließen.

Schwerer wird es, wenn Sie beide Arme innerhalb der Beine haben. Denn Sie müssen jetzt enger greifen, was das Ausbalancieren der Stange erschwert:

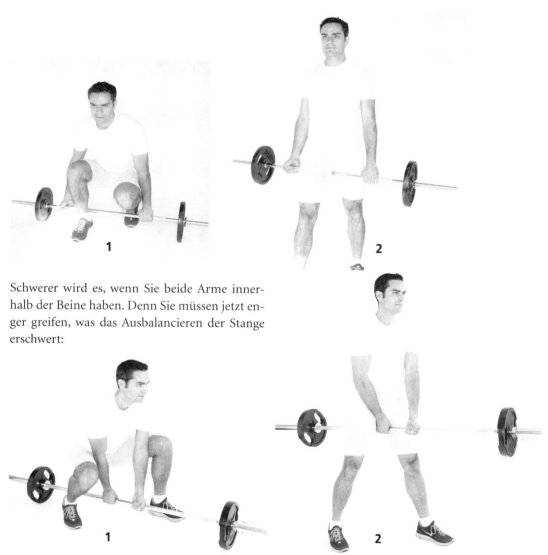

1

2

1

2

Zercher-Kreuzheben

Eines vorweg: Das Zercher-Kreuzheben ist nur etwas für echte Fitnessprofis und Wettkampfathleten, die die anderen Varianten perfekt beherrschen. Statt die Langhantelstange zu greifen, wird diese in die Armbeugen eingeklemmt. Die Schwierigkeit besteht dabei, erst einmal in die Ausgangsposition zu kommen. Wenn Sie die Stange, die auf dem Boden liegt, in Ihren Armbeugen einklemmen, lässt es sich in der Regel nicht vermeiden, dass sich Ihr Rücken krümmt. Es sei denn, Sie positionieren die Stange von vornherein auf Blöcken oder in einem Ständer auf Kniehöhe, das schont den unteren Rücken. Aber Vorsicht, heben Sie keine zu schweren Gewichte und achten Sie stets auf eine maximale Körperspannung, während Sie sich aufrichten. Kraftdreikämpfer trainieren das Zercher-Kreuzheben, um ihren Bewegungsumfang beim Kreuzheben zu vergrößern.

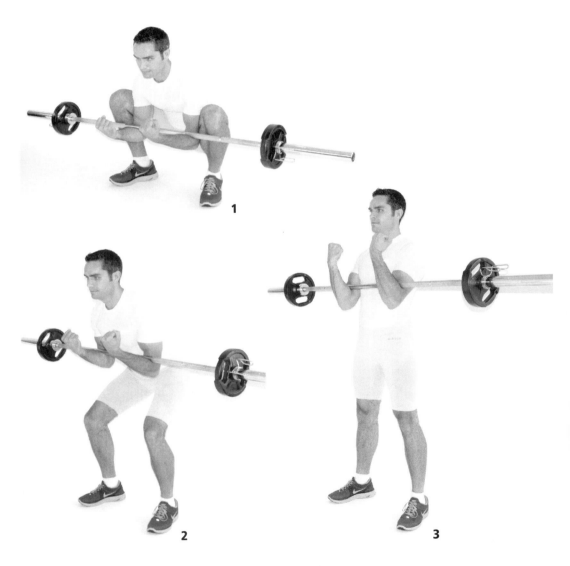

1

2

3

3. Griff-Varianten des Kreuzhebens mit der Langhantelstange

Je nachdem, welche der oben genannten Varianten des Kreuzhebens Sie ausführen, können Sie zwischen verschiedenen Griffhaltungen wählen.

4. Welche Variante ist am effektivsten?

Jede Kreuzhebe-Variante ist effektiv. Je nachdem, welche Muskelpartie Sie gezielt belasten möchten, ist die entsprechende Variante geeignet: Oberschenkelvorderseite (Sumo- oder Straddle-Variante), Trapezius (mit Schulterheben) oder Wade (mit Wadenheben). Mit dem Zercher-Kreuzheben wird Ihr Bewegungsumfang größer und effizienter.

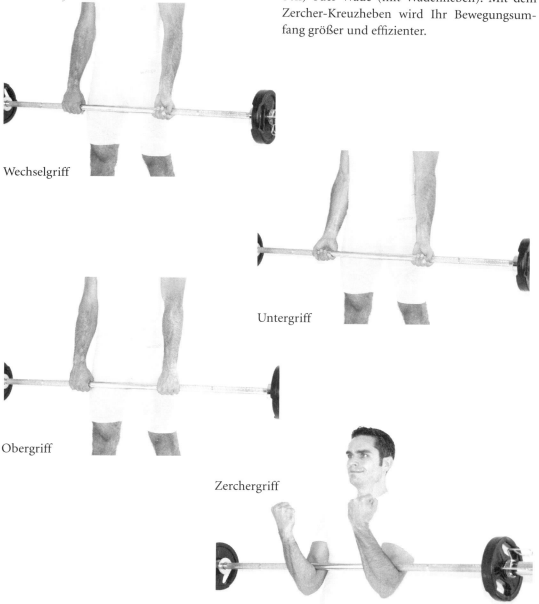

Wechselgriff

Untergriff

Obergriff

Zerchergriff

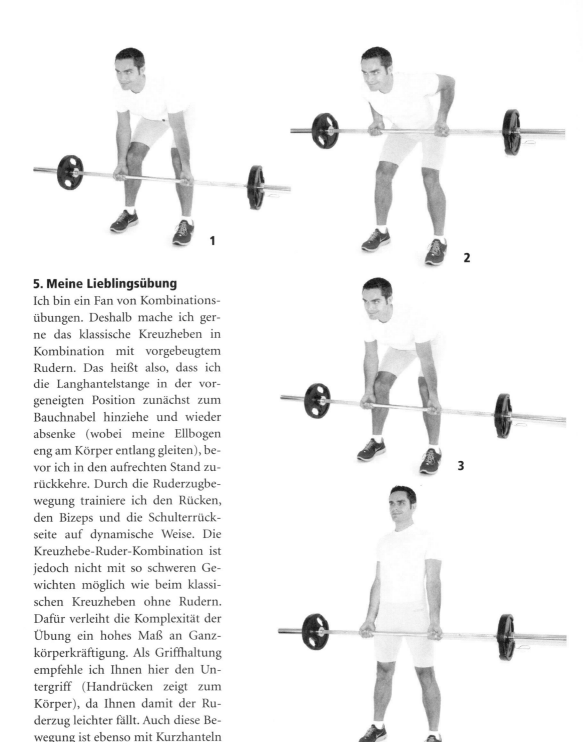

1

2

3

4

5. Meine Lieblingsübung

Ich bin ein Fan von Kombinations-übungen. Deshalb mache ich gerne das klassische Kreuzheben in Kombination mit vorgebeugtem Rudern. Das heißt also, dass ich die Langhantelstange in der vorgeneigten Position zunächst zum Bauchnabel hinziehe und wieder absenke (wobei meine Ellbogen eng am Körper entlang gleiten), bevor ich in den aufrechten Stand zurückkehre. Durch die Ruderzugbewegung trainiere ich den Rücken, den Bizeps und die Schulterrückseite auf dynamische Weise. Die Kreuzhebe-Ruder-Kombination ist jedoch nicht mit so schweren Gewichten möglich wie beim klassischen Kreuzheben ohne Rudern. Dafür verleiht die Komplexität der Übung ein hohes Maß an Ganzkörperkräftigung. Als Griffhaltung empfehle ich Ihnen hier den Untergriff (Handrücken zeigt zum Körper), da Ihnen damit der Ruderzug leichter fällt. Auch diese Bewegung ist ebenso mit Kurzhanteln möglich.

6. Kreuzheben: Vorteile auf einen Blick

Das Kreuzheben ...

- kräftigt die gesamte Streckerkette im Körper (Rücken, Gesäß und Beine).
- ist eine hocheffektive, komplexe Übung.
- ist sehr funktionell und alltagsnah.
- schult die Koordination.
- beugt Rückenschmerzen und Wirbelsäulenproblemen vor.

*

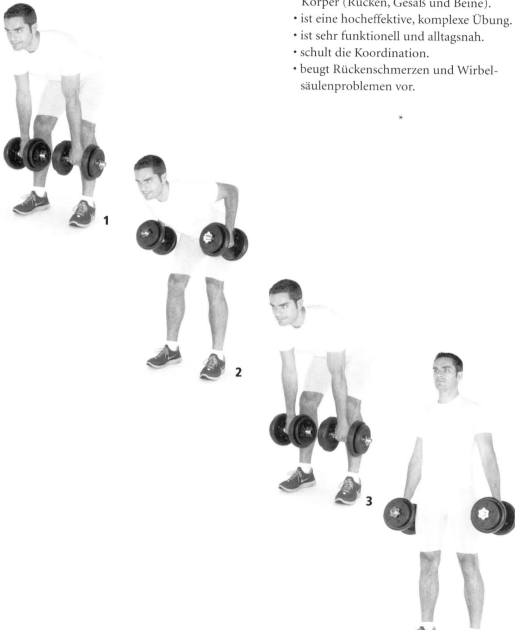

7. Stützbeugen

Bekannter als das deutsche „Stützbeugen" ist die engl. Bezeichnung „Dip". In einen Dip können Sie also nicht nur Ihre Nachos eintunken, Sie können Dips auch als sportliche Herausforderung sehen. Ich würde Ihnen Letzteres empfehlen. Die Rede ist vom Hochstemmen des eigenen Körpergewichts. Dips gehören zu den wertvollsten Übungen, die es gibt. Sie trainieren auf effektive Weise die Brust, Schultern und Oberarme sowie den oberen Rücken und die Bauchmuskeln. Ein Hoch auf die Stützbeugen! Hier erfahren Sie, worauf Sie bei der Ausführung achten sollten und welche Trainingsmöglichkeiten es gibt.

Welche Muskeln trainieren Sie mit Dips?

Dips gehören zu den hochwirksamen Komplexübungen mit dem eigenen Körpergewicht. Sie trainieren damit folgende Muskeln:
- Großer Brustmuskel, besonders die untere Partie (Pectoralis)
- Schultermuskel, besonders die vordere Partie (Deltoideus anterior)
- Armstrecker/Dreiköpfiger Oberarmmuskel (Trizeps brachii)
- Bauch (Rectus abdominis)
- Kapuzenmuskel, besonders die untere Partie (Trapezius)

Die Intensität der Übung hängt dabei, wie bei allen Übungen ohne abstufbare Zusatzgewichte, vom eigenen Körpergewicht und der muskulären Leistungsfähigkeit ab.

Wo können Sie Dips machen?

Zuhause kann man das Stützbeugen an einer Stuhl- oder Tischkante oder an der Fensterbank ausführen. Auf Trimm-Dich-Pfaden im Park gibt es häufig Parallelbarren in Brusthöhe oder Querstangen auf dem Boden, an denen Sie Stützbeugen machen können. Im Fitness-Studio gibt es spezielle Dip-Ständer mit parallelen Griffen, die extra für diese Übung zur Verfügung stehen.

Worauf müssen Sie bei den Dips achten?

Dips sind ähnlich wie das Klimmziehen für Anfänger und weniger Fortgeschrittene so schwer, dass keine oder nur wenige korrekte Wiederholungen möglich sind. Deshalb sollten Sie sich langsam an die Übung herantasten.

Die richtige Übungsausführung

Die Beschreibung bezieht sich auf die freihängenden Dips, wie sie im klassischen Sinne bekannt sind. Sie sind die anzustrebende Endform. Hierbei drücken Sie Ihr komplettes Körpergewicht nach oben.

Freihängende Dips

Hierfür brauchen Sie zwei fest verankerte parallele Griffe, die es in jedem Fitness-Studio gibt, oder einen Parallelbarren, den man mittlerweile in vielen Parks auf Trimm-Dich-Pfaden vorfindet.

Stützen Sie sich auf die parallelen Griffe und achten Sie darauf, dass Ihre Handgelenke nicht nach innen abgeklappt sind; Handrücken und Unterarm sollen eine Linie bilden.

Gehen Sie in den Stütz mit gestreckten Armen. Die Ellbogen zeigen nach hinten. Ziehen Sie Ihre Schulterblätter nach hinten unten, sodass sich das Brustbein etwas hebt. Ihr Blick ist nach vorn gerichtet. Kreuzen Sie die Unterschenkel und winkeln Sie diese etwas an. Spannen Sie Ihre Arm-, Brust-, Bauch-, Bein und Gesäßmuskulatur fest an.

Senken Sie sich langsam herab, indem Sie Ihre Arme beugen, so weit, bis Ober- und Unterarm einen rechten Winkel bilden bzw. Ihr Oberarm sich parallel zum Boden befindet. Die Ellbogen zeigen dabei weiterhin nach hinten. Lehnen Sie Ihren Oberkörper beim Herablassen etwas nach vorn, um die Brustmuskulatur stärker einzubeziehen.

Verharren Sie am tiefsten Punkt der Bewegung für eine Sekunde und lassen Sie während der gesamten Bewegung die oben erwähnten Muskelgruppen fest angespannt. Drücken Sie sich anschließend wieder nach oben, bis Ihre Arme fast gestreckt sind. Atmen Sie beim Absenken ein und beim Hochdrücken aus.

1. Wie trainieren Sie die Dips von ganz leicht zu schwer?
Die Progressionsstufen

Stufe 1: Dips an einer Treppenstufe (leicht)
Stufe 2: Assistierte Dips an der Maschine (leicht)
Stufe 3: Dips an einer Stuhlkante oder zwischen zwei Stühlen (mittelschwer)
Stufe 4: Dips zwischen drei Stühlen (mittelschwer)

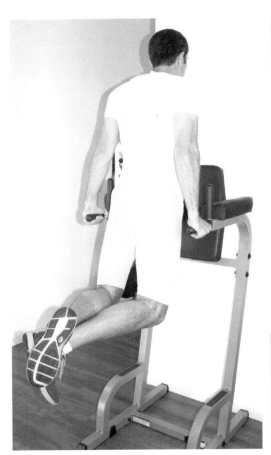
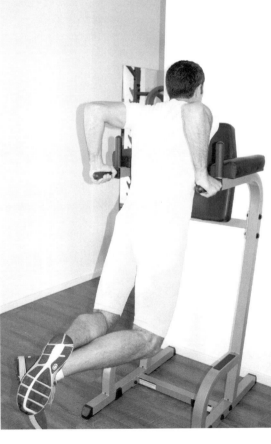

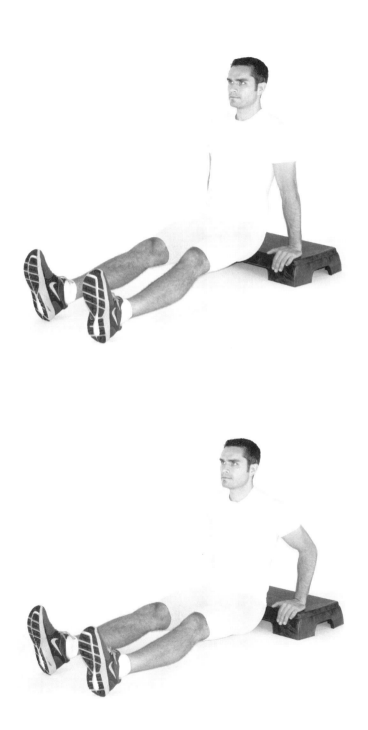

Stufe 5: Freihängende Dips
(schwer)
Stufe 6: Freihängende Dips
mit Zusatzgewicht
(sehr schwer)

Stufe 1: Dips an einer Treppenstufe

Sie können die Dips ganz einfach zu Hause an einer Treppenstufe oder draußen im Park ausführen. Sie können aber auch eine ähnliche Erhöhung nehmen, wie zum Beispiel einen Step aus dem Fitness-Studio, wie links gezeigt. Setzen Sie sich zunächst darauf, stützen Sie Ihre Hände an der Kante ab und wandern Sie mit den Füßen so weit nach vorne, dass Sie das Gesäß knapp an der Kante der Stufe vorbeiführen können. Die Ellbogen zeigen nach hinten, die Beine sind ausgestreckt. Ziehen Sie Ihre Schulterblätter nach hinten unten, sodass sich das Brustbein etwas hebt. Ihr Blick ist nach vorn gerichtet.

Spannen Sie Ihre Arm-, Brust-, Bauch-, Bein- und Gesäßmuskulatur fest an. Beugen Sie Ihre Arme und gehen Sie langsam so tief, dass Ihr Gesäß fast den Boden berührt. Drücken Sie sich dann wieder nach oben.

Stufe 2: Assistierte Dips an der Maschine

Die Maschine bietet Ihnen die Möglichkeit, so viel Gewicht aufzulegen, wie Sie benötigen, um saubere Dips auszuführen. Die Last dient dabei als Gegengewicht, um Ihren Körper zu halten bzw. hilfsweise nach oben zu drücken. Mit der Maschine lässt sich das Fortschreiten Ihrer Leistungsfähigkeit gut steuern. Durch Reduktion des Gewichts, welches Sie bei der Bewegung unterstützt, können Sie sich allmählich auf frei hängende Dips vorbereiten.

Knien Sie sich auf das Polster. Fassen Sie die Griffe und positionieren Sie sich so, dass die Arme gestreckt sind und die Ellbogen nach hinten zeigen. Spannen Sie Arme, Bauch und Gesäß an. Ihr Oberkörper ist aufrecht und stabil, der Blick nach vorn gerichtet.

Senken Sie sich langsam ab, während Ihre Rumpfmuskulatur weiterhin angespannt bleibt. Senken Sie sich so weit ab, bis die Arme in etwa waagerecht sind bzw. Ihr Oberarm und Unterarm einen rechten Winkel bilden. Drücken Sie sich anschließend langsam wieder nach oben. Vermeiden Sie die Durchstreckung der Arme in der Ausgangsposition.

Stufe 3: Dips an einer Stuhlkante oder zwischen zwei Stühlen

Statt einer Treppenstufe, wie bei Stufe 1 beschrieben, können Sie auch einen Stuhl verwenden. Damit wird es etwas schwerer, weil der Stuhl höher ist als eine Stufe; Sie können sich tiefer absenken. Um ein Wegrutschen oder Umkippen des Stuhls zu verhindern, können Sie ihn

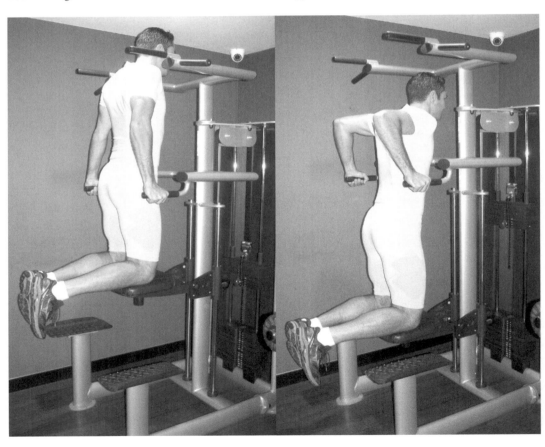

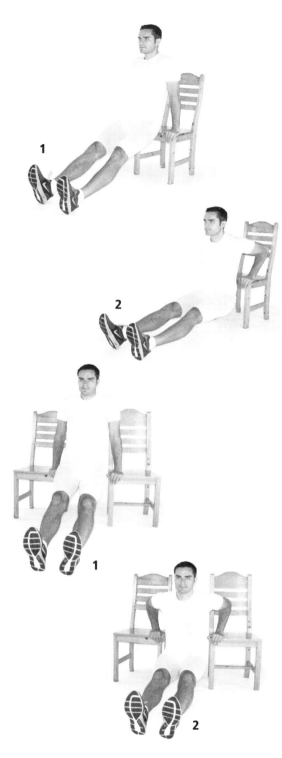

auch an eine Wand stellen. Sollte Ihnen die Variante mit gestreckten Beinen noch zu schwer fallen, beugen Sie die Knie und führen Sie die Übung mit aufgestellten Füßen aus.

Ebenso eignen sich zwei Stühle zum Abstützen, die Sie rechts und links neben sich stellen. Diese Variante würde ich vorziehen, da Sie Ihren Körperschwerpunkt zwischen den Stühlen absenken können. Finden Sie einen sicheren Griff an der Stuhlkante und drücken Sie den Stuhl gedanklich senkrecht in den Boden. Beugen Sie Ihre Arme nur so weit, bis die Oberarme sich parallel zum Boden befinden.

Stellen Sie zwei Stühle so weit voneinander entfernt auf, dass Sie in Sitzrichtung jeweils eine Hand am Rand der Sitzflächen aufstützen können. Die Fingerspitzen zeigen nach vorn und umklammern die Stuhlkanten. Wandern Sie mit den Beinen nun so weit nach vorn, bis Ihr Körper eine Gerade bildet und Sie die Fersen aufstellen können. Die Arme sind noch gestreckt. Der Blick ist geradeaus gerichtet.

Spannen Sie nun Ihre Arm-, Brust-, Bauch-, Bein- und Gesäßmuskulatur fest an, damit Ihr Körper nicht durchhängt. Senken Sie sich langsam herab, indem Sie Ihre Arme beugen. Die Ellbogen zeigen dabei nach hinten. Gehen Sie so weit nach unten, dass Sie sich aus dieser Position auch wieder nach oben drücken können. Verharren Sie am tiefsten Punkt für eine Sekunde und lassen Sie während der gesamten Bewegung die oben erwähnten Muskelgruppen fest angespannt. Atmen Sie beim Absenken ein und beim Hochdrücken aus.

Stufe 4: Dips zwischen zwei oder drei Stühlen

Stellen Sie einen weiteren Stuhl mit anderthalb Metern Abstand gegenüber den anderen Stühlen auf. Nehmen Sie die Ausgangsposition wie bei Stufe 3 ein, doch legen Sie die Füße auf den gegenüberliegenden Stuhl. Die Fersen befinden sich jetzt auf gleicher Höhe wie die Handflächen, der Oberkörper ist aufrecht, die gestreckten Beine bilden einen rechten Winkel zum Oberkörper. Spannen Sie Ihre gesamte Rumpfmuskulatur sowie Arm- und Beinmuskeln fest an, um den Körper zu stabilisieren. Fahren Sie im Bewegungsablauf wie bei Stufe 3 fort.

Alternativ können bei den fußerhöhten Dips statt der drei Stühle auch zwei Bänke oder zwei Stühle benutzt werden.

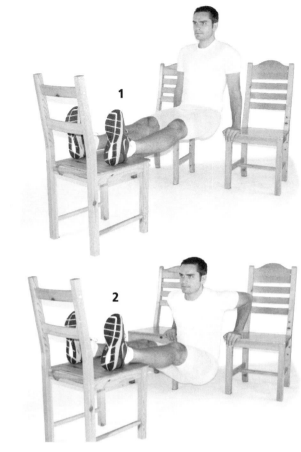

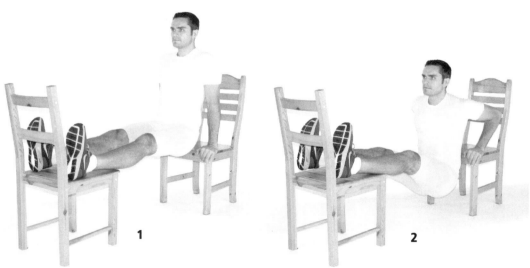

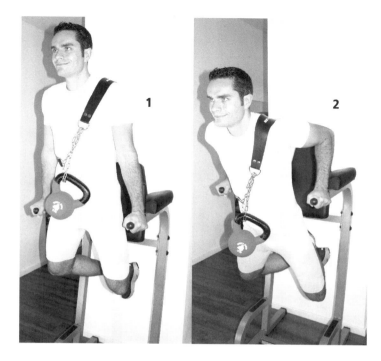

1   **2**

Stufe 5: Freihängende Dips

Zur Übungsbeschreibung siehe oben.

Stufe 6: Freihängende Dips mit Zusatzgewicht

Wenn Sie mehr als zwölf Wiederholungen am Stück bei freihängenden Dips schaffen, dürfen Sie ein Zusatzgewicht nehmen. Sie können sich entweder eine Gewichtsweste überziehen oder Sie hängen sich ein Gewicht um die Schulter, Hüfte oder an die Beine. Auch Fußgelenkgewichte sind gut geeignet. Eine andere Möglichkeit ist es, dass Sie sich eine Kurzhantel zwischen die Beine klemmen. Letzteres erfordert jedoch etwas Geschick. Weiterhin ist es möglich, sich eine Gewichtskette aus Metall umzuhängen, wie man sie hin und wieder in Fitness-Studios findet. Die Ausgangsposition und der Bewegungsablauf sind wie oben beschrieben.

Sie können sich auch einen Gürtel um die Hüfte legen, an dem Sie eine Kurzhantel oder eine Kettlebell festmachen.

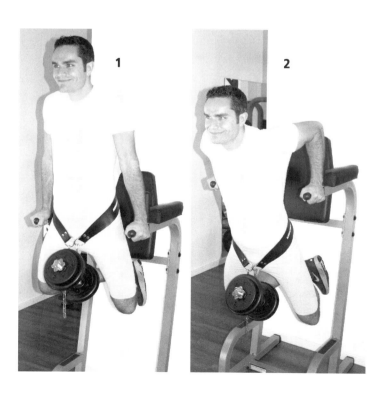

1   **2**

2. Welche Dip-Varianten gibt es?

Neben den oben beschriebenen Varianten ist auch ein unterschiedlicher Arbeitswinkel möglich. Damit ist gemeint, wie weit der Ellbogen gebeugt wird und wie weit Sie sich herablassen. Bei halben Dips wird der Ellbogen maximal 45 Grad gebeugt, bei ganzen 90 Grad und bei tiefen mehr als 90 Grad.

Neben den Dip-Varianten an Stufen, zwischen Stühlen oder am Barren können Sie auch an einer Bankkante, Querstange oder Tischkante „dippen".

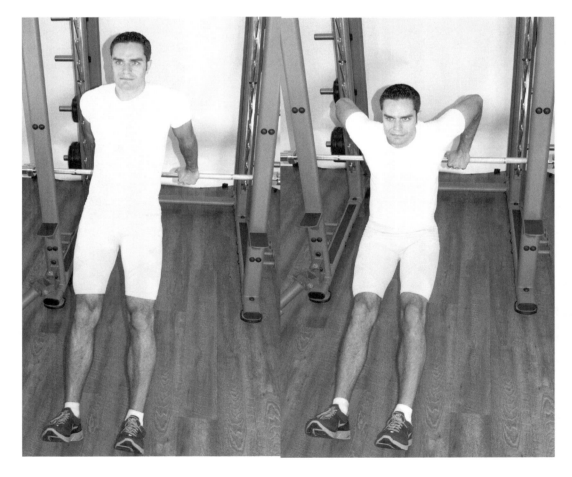

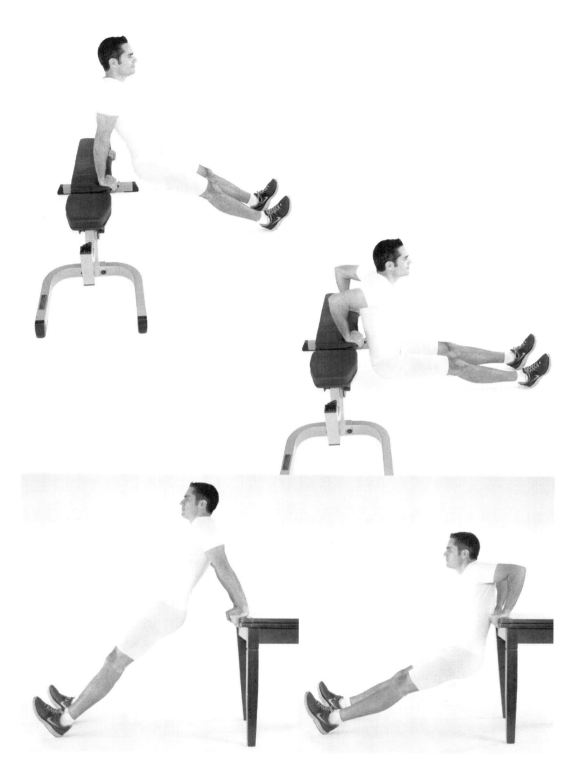

3. Welche Variante ist am effektivsten?

Am effektivsten für alle Muskelgruppen ist der klassische, freihängende Dip am Barrenstütz mit parallelen Griffen. Zusatzgewichte sind erst notwendig, wenn Sie sauber zwölf oder mehr Wiederholungen schaffen, um weiteren Kraft- und Muskelzuwachs zu erzielen.

Um kein Verletzungsrisiko in der Schulter einzugehen, sollten Sie bei den Dips eine zu tiefe Bewegungsausführung vermeiden!

Achten Sie immer darauf, dass Sie Ihren Körper nicht zu tief absenken. Denn tiefes Stützbeugen belastet den Band- und Kapselapparat des Schultergelenks stark und führt zu keiner stärkeren Muskelaktivierung. Im Gegenteil: Bei einer tiefen Übungsausführung hängen Sie im tiefsten Punkt kurzfristig in den passiven Strukturen des Schultergelenks, was mit einer stark abfallenden Muskelaktivität einhergeht. Bei nicht zu tiefer Ausführung muss stattdessen das Körpergewicht immer durch Muskelarbeit gehalten werden. Das nicht zu tiefe Stützbeugen ist deshalb der tiefen Variante sowohl wegen der höheren Effektivität als auch aus gesundheitlichen Gründen vorzuziehen. Gleiches gilt für Dips an Maschinen, zumal hier in einem größeren Ellbogenwinkel zusätzlich mehr Gewicht genommen werden kann als bei einem kleineren Ellbogenwinkel.

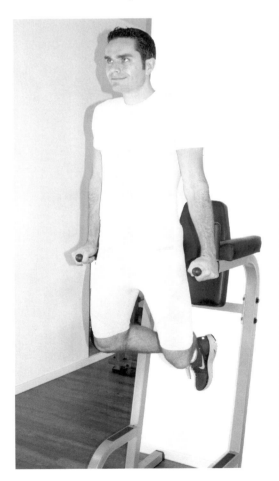 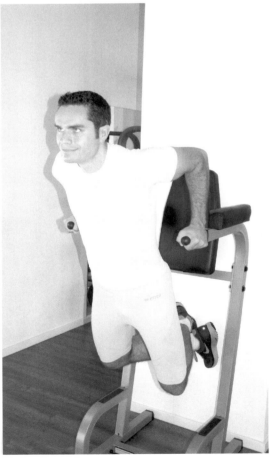

Oberarmführung eng am Körper oder abgespreizt?

Die Oberarmführung hat keinen wesentlichen Einfluss auf die Trizepsaktivität. Deshalb können beide Varianten alternativ eingesetzt werden. Jedoch empfehle ich Ihnen, die Arme eng am Körper entlang gleiten zu lassen. Damit einher geht, dass Ihre Ellbogen nach hinten zeigen.

Die Fakten zusammengefasst

Erstens ist der umgekehrte Liegestütz rücklings zwischen zwei Bänken oder Stühlen die intensivste Variante der Stützbeugeübungen ohne Parallelbarren und Zusatzgewichte. Zweitens ist die nicht zu tiefe Ausführung des Stützbeugens weniger verletzungsträchtig, aber genauso effektiv wie die tiefe Variante. Und drittens hat die

Oberarmführung keinen wesentlichen Einfluss auf die Muskelaktivierung des Trizeps.

4. Meine Lieblingsübung

Ich bevorzuge die klassischen freihängenden Dips (Stufe 5, siehe links). Auch ohne Zusatzgewichte komme ich voll auf meine Kosten.

5. Dips: Vorteile auf einen Blick

Dips...

- führen zu schön geformten Armen und Schultern.
- kräftigen die Brust- und Bauchmuskeln.
- sorgen für eine stabile Rotatorenmanschette (Schultergelenk).
- geben Körperstabilität.
- helfen Ihnen im Alltag beim Abstützen.

*

8. Trainingsgestaltung und -programme

Auf- und Abwärmen

Bevor Sie mit dem eigentlichen Training anfangen, empfehle ich Ihnen, sich kurz aufzuwärmen. Fitness-Studios bieten in der Regel eine Auswahl an Cardio-Geräten, die Sie dafür verwenden können, so z.B. Fahrräder, Stepper, Crosstrainer, Laufbänder oder Ruder-Ergometer. Welches Sie benutzen, ist im Prinzip egal. Beim Aufwärmen geht es darum, das Herz-Kreislauf-System auf Touren zu bringen, den Stoffwechsel und die Durchblutung anzuregen und Ihre Muskulatur auf Betriebstemperatur zu bringen. Fünf Minuten am Cardio-Gerät genügen schon, dafür sollten Sie sich aber mit einer hohen Wattzahl aufwärmen. Es darf durchaus anstrengend sein!

Eine weitere Möglichkeit wäre, einen Aufwärm-Satz vor den eigentlichen Sätzen einer Übung durchzuführen; das gilt allerdings nicht für das Zirkeltraining (die zügige Abfolge der Übungen würde unterbrochen). Beim Langhantel-Bankdrücken oder bei der Langhantel-Kniebeuge sähe ein Aufwärm-Satz so aus, dass Sie nur mit dem Gewicht der Stange (ohne Hantelscheiben) 10-15 Wiederholungen konzentriert durchführen. Das bereitet Sie körperlich und mental auf die Übung vor.

Auch das Abwärmen nach einer Trainingseinheit (engl. „Cool-down") sollten Sie nicht unterschätzen. Um die Muskelspannung im Körper langsam wieder abzusenken, können Sie sich wieder auf einem Cardio-Gerät bewegen – jedoch dieses Mal mit niedriger Intensität! Eine weitere Option ist ein kurzes Dehnprogramm. Ich bevorzuge Letzteres und führe es nach jeder Trainingseinheit fünf bis zehn Minuten durch.

Abgesehen vom Spannungsabbau in meiner Muskulatur verbessere ich damit meine Beweglichkeit und gehe mit einem guten Gefühl nach Hause. Dehnübungen eignen sich sehr gut dafür, den Regenerationsprozess in der beanspruchten Muskulatur einzuleiten.

Ganzkörpertraining oder Split-Training?

Mit den im vorliegendem Buch vorgestellten sieben Übungen und ihren Variationsmöglichkeiten haben Sie alle Zutaten beisammen, um ein effektives Ganzkörpertraining durchzuführen. Ich bin selbst ein großer Fan des Ganzkörpertrainings. Das heißt, wenn ich Kraftsport mache – und das kommt in der Regel dreimal in der Woche mit einem bis zwei Tagen Pause dazwischen vor – trainiere ich den ganzen Körper in einer Trainingseinheit.

Natürlich kenne ich verschiedene Trainingsmethoden, welche die Trainingseinheiten z.B. in Ober- und Unterkörper oder Vorder- und Rückseite „aufteilen" und an denen Sie an verschiedenen Tagen unterschiedliche Bereiche trainieren (sog. Split-Training; z.B. Tag 1: Brust, Schultern, Trizeps, Tag 2: Rücken, Bizeps, Tag 3: Beine, Bauch). Aber das Ganzkörpertraining hat sich für mich als die ökonomischste und effizienteste Trainingsform herausgestellt. Ich habe nicht die Figur eines Bodybuilders mit großen Muskelbergen, sondern eine eher athletische Körperform, die meine Leistung in anderen Sportarten optimiert und meine Gelenke vor Verletzungen und Schmerzen schützt.

Je nachdem, welches Ziel Sie verfolgen, können Sie sich für eine Trainingsmethode entscheiden. Für ambitionierte Bodybuilder ist ein Split-

Training durchaus sinnvoll, um einen größeren Volumenzuwachs des Muskels zu erreichen. Jedoch kann ein Split-Training sehr zeitaufwändig sein. Für den Breitensportler, der nicht das Ziel hat, der nächste Arnold Schwarzenegger zu werden, ist ein Ganzkörpertraining deutlich zeitsparender und völlig ausreichend. Aus diesem Grund werde ich Ihnen im Folgenden Trainingsprogramme präsentieren, die den ganzen Körper umfassend beanspruchen.

Das bedeutet aber nicht, dass nicht auch die Bodybuilder in diesem Buch viele hocheffektive Übungen und Split-Programme für ihr Training finden. Doch als Abwechslung, d.h. um die gefürchtete Monotonie zu vermeiden, sind die funktionalen Ganzkörperprogramme als Einschub in das normale Training perfekt geeignet. Sie werden sich wundern, welchen Muskelkater die ungewohnten Übungen und Programme auslösen. Und das bedeutet: Es werden neue Muskeln gefordert bzw. die Muskeln anders belastet und neues Muskelwachstum ausgelöst. Letztlich fördert das funktionelle Training auch die Koordination und die Körperkraft des Bodybuilders, dem damit neue Höchstleistungen in den gewohnten Übungen ermöglicht werden!

Wie oft und wie lange trainieren?

Als Optimum führen Sie dreimal wöchentlich ein Ganzkörpertraining durch – mindestens jedoch zweimal, um einen Fortschritt zu erzielen. Einmal wöchentliches Training reicht lediglich aus, um Ihren Leistungsstand zu halten, jedoch werden Sie diesen nicht verbessern.

Was den Trainingsumfang betrifft, empfehle ich Ihnen, nicht länger als 60 Minuten zu trainieren, inklusive des Auf- und Abwärmens. Warum nur 60 Minuten? Ein längeres Training wird Sie nicht viel weiter bringen. Denn Ihre Glykogenspeicher, also die Kohlenhydrate, die in den Zellen gespeichert sind, sind dann verbraucht. Ihr Training wird ab einer Dauer von mehr als einer Stunde ineffektiv, Sie haben keine Kraft

mehr, Sie werden zunehmend unkonzentriert und riskieren Verletzungen. Meine Empfehlung lautet: lieber kurz und intensiv trainieren! Dadurch sparen Sie Zeit und haben genau den gleichen Trainingseffekt – wenn nicht sogar einen größeren – als wenn Sie sich anderthalb bis zwei Stunden im Fitness-Studio aufhalten.

Verkürzen Sie die Pausen zwischen den Übungen und Sätzen und vermeiden Sie Ablenkungen! Lassen Sie Ihr Handy im Schließfach und nehmen Sie sich nichts zu Lesen mit. Quatschen Sie nicht so viel mit Trainingskollegen, sondern konzentrieren Sie sich voll und ganz auf Ihr eigenes Training. Reden können Sie mit Ihren Freunden nach dem Training immer noch! Alles, was Sie vom Training ablenkt, kostet Zeit und Trainingseffektivität.

Meine Trainingseinheiten dauern in der Regel ca. 45 Minuten, manchmal sind sie sogar kürzer – und das inklusive eines kurzen Aufwärmprogramms und Stretchings am Ende. Trotzdem wird mein Körper optimal gefordert, was sich in deutlichem Muskelkater bemerkbar macht!

Trainieren Sie regelmäßig und härter statt länger

Das müssen Sie verstehen: Nicht die Länge einer Trainingseinheit ist entscheidend, sondern die Kontinuität des Trainings über viele Wochen. Es ist wichtig, dass Sie regelmäßig trainieren und möglichst keine Trainingseinheiten ausfallen lassen. Falls Sie sich einmal nicht so gut fühlen, machen Sie lieber ein lockeres Bewegungstraining, anstatt das Training komplett ausfallen zu lassen.

Wie viele Wiederholungen und Sätze pro Übung?

Grundsätzlich empfehle ich Ihnen als Richtwert 8 bis 12 Wiederholungen à 2 bis 3 Sätze bei jeder Übung. Damit trainieren Sie im sog. Hypertrophiebereich, also dem Bereich des Muskelwachstums. Trainieren Sie bis zur vollständigen Muskelermüdung. Nur so ist gewährleistet, dass sich der Muskel an die Belastung anpasst, größer und leistungsfähiger wird.

Das heißt also: Wählen Sie das Gewicht so, dass Sie es mindestens 8 und maximal 12-mal je Übungssatz bewältigen können. Schaffen Sie z.B. nur 5 Wiederholungen, ist das Gewicht zu schwer gewählt. Gelingen Ihnen 13 oder mehr Wiederholungen, ist das Gewicht zu leicht. Wenn Sie Ihren Muskel bis zur Erschöpfung belasten, reichen oft schon zwei Sätze jeder Übung aus. Gehen Sie nicht in jedem Satz an Ihre Grenzen, sind drei Sätze sinnvoller.

Einsteiger ins Krafttraining sollten zunächst im Kraftausdauerbereich mit niedrigen Gewichten, aber dafür mehr Wiederholungen beginnen (bis zu 20), bis sie die Technik sauber beherrschen. So kann sich der Körper langsam an die für ihn ungewohnte Belastung gewöhnen. Allmählich können Sie sich dann an die oben genannte Empfehlung herantasten.

Machen Sie den Trainingserfolg jedoch nicht allein an der Wiederholungszahl fest! Mindestens genauso entscheidend ist, wie lange der Muskel während eines Übungssatzes unter Spannung steht (engl. TUT = „Time Under Tension"). Wenn Sie jede Wiederholung langsamer ausführen, steht der Muskel entsprechend länger unter Spannung. Ich empfehle Ihnen eine Satzdauer von ca. 30 bis 40 Sekunden. Statt 10 Wiederholungen mit einem Tempo von 3 Sekunden pro Bewegungszyklus können Sie auch nur 6 Wiederholungen mit einem Tempo von 5 Sekunden pro Bewegungszyklus durchführen. Beide Varianten ergeben eine Satzdauer von 30 Sekunden.

Achten Sie also auf die Gesamtzeit der Muskelspannung in Ihrem Training und variieren Sie die Wiederholungszahl von Zeit zu Zeit – so wird die Muskulatur umfassend gefordert!

Welche Übungen sollten Teil Ihres Trainings sein?

Ein ausgewogenes Ganzkörpertraining können Sie sich mit den Top-7 Hauptübungen und ihren zahlreichen Varianten ganz einfach selbst zusammenstellen. Wählen Sie von jeder Hauptübung eine Variante aus, sodass Sie in jeder Trainingseinheit 7 verschiedene Übungen absolvieren. Damit decken Sie alle Bereiche des Körpers ab – von den Zehenspitzen bis zur Haarwurzel. Zusammen ergibt das 14 bis 21 Sätze pro Trainingseinheit, je nachdem ob Sie zwei oder drei Sätze durchführen. Wählen Sie die Übungen so, dass Sie Ihrem derzeitigen Leistungsstand entsprechen; orientieren Sie sich dafür an den im vorliegenden Buch vorgestellten Stufen.

Auf den kommenden Seiten werde ich Ihnen eine ganze Reihe von Trainingsprogrammen mit den Übungen dieses Buches vorstellen, die vom Ganzkörpertraining über Split-Training und Training mit Intensitätstechniken bis hin zu vielen Zirkeltrainings reichen. Darüber hinaus werden Programme für arm- und beindominante Sportarten präsentiert sowie Trainingsprogramme zum Ausgleich bei einseitig fordernden Berufen und Kurzprogramme für die Fitness im Büro.

Wie dokumentieren Sie Ihre Trainingsfortschritte?

Ich empfehle Ihnen, Ihr Training schriftlich in einem Trainingstagebuch oder einem Trainingsplan zu dokumentieren. So wissen Sie in jeder Trainingseinheit, bei welchem Leistungsstand Sie zuletzt aufgehört haben und können daran nahtlos anknüpfen. Oft reicht es schon aus, wenn Sie nur den Satz der Übung aufschreiben, bei dem Sie Ihre beste Leistung mit den meisten Wiederholungen oder dem höchsten Gewicht geschafft haben. So mache ich es zumindest in meinem Trainingsplan.

Ein Beispiel: Bei der Kelch-Kniebeuge haben Sie in Ihrem besten Satz 10 Wiederholungen

Die Leistungsstufen

- Einsteiger I   Woche 1-2
- Einsteiger II   Woche 2-4
- Fortgeschrittener Einsteiger I   Woche 4-6
- Fortgeschrittener Einsteiger II   Woche 6-8
- Fortgeschrittener I   Monat 2-6
- Fortgeschrittener II   Monat 6-12
- Erfahrener Kraftsportler I   Jahr 1-2
- Erfahrener Kraftsportler II   ab 2 Jahre

mit 16 kg Gewicht geschafft. Dann schreiben Sie in Ihren Trainingsplan in der entsprechenden Spalte und Zeile: 16 kg/10 Wdh. In der nächsten Trainingseinheit können Sie sich somit zum Ziel setzen, 11 Wiederholungen mit 16 kg zu schaffen. So steigern Sie sich allmählich und Sie werden von Trainingseinheit zu Trainingseinheit immer kräftiger und leistungsfähiger. Schaffen Sie irgendwann 13 oder mehr Wiederholungen, nehmen Sie sich eine Kurzhantel, die 17 kg oder 18 kg schwer ist.

Übungszusammenstellungen für verschiedene Leistungsstufen

Verstehen Sie die Zusammenstellungen der Übungen nur als Beispiele. Sie können diese selbstverständlich variieren bzw. entsprechend Ihrer Trainingserfahrung selbst zusammenstellen.

Die Reihenfolge der Übungen habe ich so festgelegt, dass Sie zunächst den Unterkörper trainieren und dann im Wechsel die Körpervorderseite und -rückseite. Das hat den Hintergrund, dass Sie eine der Seiten regenerieren können, während Sie die andere Seite trainieren. Theoretisch wäre es auch möglich, wenn Sie zunächst die komplette Vorderseite und erst dann die Rückseite trainieren. Jedoch wären Sie eventuell schon nach der zweiten Vorderseiten-Übung so erschöpft, dass keine weitere Übung auf der Vorderseite mehr möglich wäre. Der Wechsel ermöglicht Ihnen, alle Übungen in einer Trainingseinheit unterzubringen.

Die Leistungsstufen werden vom Einsteiger am besten von Anfang bis Ende durchgearbeitet. Der erfahrene Athlet, d.h. jemand mit einem oder mehr Jahren regelmäßigen Trainings sollte auswählen, bei welcher Leistungsstufe er einsteigen möchte. Allerdings muss er bedenken, dass viele der in diesem Buch vorgestellten Übungen dem Kraftsportler eigentlich fremd sind; so z.B. die vielen Brett- und Liegestützübungen sowie einige Varianten der Kniebeuge und des Kreuzhebens. Das bedeutet: Trotz eines vielleicht guten Leistungsstandes müssen die korrekten Bewegungsabläufe erst erlernt werden und weil es neue Übungen sind, stellt sich danach gewiss ein ordentlicher Muskelkater ein.

Der Wechsel der Programme erfolgt in den ersten Leistungsstufen, d.h. für den Anfänger, stets schon nach wenigen Wochen. So wird es nicht eintönig, Sie lernen schnell neue Übungen kennen und der Körper wird immer wieder neu gefordert. Ab der Stufe „Fortgeschrittener I" werden die Zeitabstände zwischen den Leistungsstufen länger; von einigen Wochen geht

Übungszusammenstellung

• Kniebeuge	trainiert...	Unterkörper & Körperrückseite
• Liegestütz	trainiert...	Vorderseite
• Klimmzug	trainiert...	Rückseite
• Bankdrücken	trainiert...	Vorderseite
• Kreuzheben	trainiert...	Rückseite
• Dip	trainiert...	Vorder- & Rückseite
• Brett	trainiert...	Vorder- & Rückseite

es auf einige Monate. Hier ist dann Ihre Fantasie gefordert: Sie müssen nicht monatelang mit dem gleichen Programm trainieren; stellen Sie sich anhand der vielen Übungen in diesem Buch nach vier oder sechs Wochen ein neues Trainingsprogramm zusammen, was in etwa auf der gleichen Leistungsstufe liegt. Bis hierhin haben Sie schon so viele Übungen trainiert, dass Sie den Schweregrad der Übungen und Ihre Kraft ganz gut einschätzen können.

1. Top-7 Ganzkörperprogramme

Der gesamte Körper wird in jeder Trainingseinheit gefordert.

Einsteiger I

1. Kniebeuge mit dem eigenen Körpergewicht (Arme in Vorhalte)
2. Knie-Liegestütz
3. Vorgebeugter Lat-Zug mit dem eigenen Körpergewicht
4. Bankdrücken mit der Langhantelstange ohne Gewichte
5. Good Mornings mit vor der Brust verschränkten Armen
6. Dip an einer Stufe
7. Brett auf den Knien

Einsteiger II

1. Kniebeuge im Ausfallschritt (Hände hinter dem Kopf verschränkt)
2. Liegestütz mit breit aufgestellten Füßen
3. Schräg stehender Ruderzug
4. Schrägbankdrücken mit der Langhantelstange ohne Gewichte
5. Good Mornings/Kreuzheben mit Theraband
6. Assistierter Dip an der Maschine
7. Brett mit breit aufgestellten Füßen

Fortgeschrittener Einsteiger I

1. Kelch-Kniebeuge mit einer Kurzhantel vor der Brust gehalten

2. Einbeiniger Liegestütz

3. Klimmzug an mittelhoher Querstange oder Tisch-Klimmzug

4. Bankdrücken auf der Flachbank mit leichten Gewichten

5. Kreuzheben mit der Langhantelstange mit leichten Gewichten

6. Dip an einer Stuhl- oder Bankkante bzw. zwischen zwei Stühlen/Bänken mit aufgestellten Füßen

7. Marschierendes Brett im Frontstütz

Fortgeschrittener Einsteiger II

1. Kniebeuge im Ausfallschritt mit zwei Kurzhanteln

2. Rotationsliegestütz

3. Horizontaler Klimmzug an einer tiefen Querstange (Auch wenn die Arme in der tiefen Position nicht mehr ganz gestreckt werden können, ist die Belastung höher als zuvor, da der Schwerpunkt tiefer liegt.)

4. Bankdrücken mit Kurzhanteln

5. Kreuzheben mit Kurzhanteln

6. Dip an einer Stuhl- oder Bankkante bzw. zwischen zwei Stühlen/Bänken mit gestreckten Beinen

7. Umgedrehtes Brett in Rückenlage

Fortgeschrittener I

1. Front-Kniebeuge mit Langhantelstange

2. Liegestütz mit diagonalem Beinzug

3. Unterstützter Klimmzug

4. Negativ-Bankdrücken mit Langhantelstange

5. Einbeiniges Kreuzheben mit einer Kurzhantel

6. Dip zwischen zwei Bänken oder drei Stühlen (Füße erhöht)

7. Spiderman-Brett

Fortgeschrittener II

1. Ausfallschritte mit zwei Kurzhanteln

2. Spiderman-Liegestütz

3. Klimmzug im schulterbreiten Untergriff

4. Alternierendes Bankdrücken mit Kurzhanteln

5. Kreuzheben mit Langhantelstange, in Kombination mit Schulterheben

6. Dip an Querstange mit gestreckten Beinen

7. Brett mit diagonalem Bein- und Armanheben

Erfahrener Kraftsportler I

1. Rücken-Kniebeuge mit Langhantelstange
2. Diamantliegestütz
3. Klimmzug zur Brust im weiten Obergriff
4. Freihängender Dip
5. Bankdrücken mit enger Griffhaltung
6. Kreuzheben-Ruder-Kombination
7. Brett im Frontstütz auf Gymnastikball

Erfahrener Kraftsportler II

1. Bulgarische Kniebeuge im Ausfallschritt mit zwei Kurzhanteln (hinteres Bein erhöht)
2. Dynamischer Liegestütz
3. Klimmzug zum Nacken im weiten Obergriff
4. Alternierendes Bankdrücken mit Kurzhanteln und Beinsenken
5. Sumo-Kreuzheben
6. Freihängender Dip mit Zusatzgewicht
7. Seitliches Brett mit Beinspreizung

2. Top-7 Split-Training für Bodybuilder

Ab einer Trainingshäufigkeit von drei- bis viermal pro Woche bietet sich für Menschen, die den Schwerpunkt auf die Figurformung legen, ein Training nach dem Split-System an. Während Anfänger in einer Trainingseinheit mit einem Umfang von 15 bis 20 Sätzen alle Muskelgruppen des Körpers trainieren können, weil sie nur zwei bis drei Sätze pro Muskelgruppe absolvieren, benötigen die meisten fortgeschrittenen Bodybuilder mehr Übungen und Sätze, um weitere Leistungssteigerungen zu erzielen. Da es jedoch auch für erfahrene Athleten nicht sinnvoll ist, die Trainingseinheit länger als 90 Minuten auszudehnen und die Anzahl der Sätze über 30 zu erhöhen, bietet es sich an, einen Teil der Muskulatur des Körpers in einer Trainingseinheit und den anderen Teil in einer anderen Trainingseinheit zu trainieren.

Bei vier Trainingseinheiten pro Woche können z.B. zweimal primär der Oberkörper und zweimal schwerpunktmäßig die Beine trainiert werden (Einfach-Split), bei sechs Trainingseinheiten wöchentlich je dreimal. Der Körper kann aber auch in drei Teile unterteilt werden, die jeweils im Wechsel beansprucht werden (Doppel-Split).

Durch das Split-System kann einerseits ein großer Umfang pro Muskelgruppe in der Trainingseinheit absolviert werden, andererseits sind längere Pausen für den Muskel bis zur nächsten Beanspruchung gegeben. Viele Bodybuilder teilen ihr Training häufig in sechs verschiedene Trainingseinheiten auf (ein Tag Ruhepause), d.h. es dauert eine Woche, bis sie wieder das gleiche Trainingsprogramm absolvieren (Beispiele für Split-Programme finden Sie auf den folgenden Seiten).

Split-Programm

- *Jede Muskelgruppe wird zweimal pro Woche trainiert*
- *3 Sätze je Übung à 8-12 Wieder-holungen bzw. Brett 30 Sekunden halten*

Montag/Donnerstag

Bauchmuskeln (intensiv), Beine, Gesäß, unterer Rücken

Bauch
- Spiderman-Brett mit Unterarmen auf Gymnastikball
- Brett im Seitstütz mit Ein- und Aufrollen

Beine, Gesäß
- Rücken-Kniebeuge mit der Langhantel
- Kreuzheben mit gestreckten Beinen mit der Langhantel

Unterer Rücken
- Umgedrehtes Brett in Rückenlage

Mittwoch/Samstag

Bauchmuskeln (leicht), Brust, Schultern, oberer Rücken, Oberarme

Bauch
- Körpersäge oder alternative Bauchübung

Brust, Schultern
- Rotationsliegestütze
- Bankdrücken auf der Negativ-Bank
- Dips

Oberer Rücken
- Horizontaler Klimmzug an Querstange mit gestreckten Beinen

Oberarme
- Klimmzüge im engen Untergriff
- Trizeps-Liegestütze

Doppelsplit-Programm

- *Jede Muskelgruppe wird zweimal pro Woche trainiert*
- *3 Sätze je Übung à 8-12 Wieder-holungen bzw. Brett 30 Sekunden halten*

Montag/Donnerstag

Breiter Rückenmuskel, oberer Rücken, Bizeps, hinterer Teil des Schultermuskels

Latissimus
- Klimmzug im weiten Obergriff, alternativ: Lat-Zug

Oberer Rücken
- Schulterheben und Schulterrollen mit Kurzhanteln

Bizeps
- Bizeps-Curls mit Kurzhanteln

Hinterer Teil des Schultermuskels
- Reverse Flys mit Kurzhanteln (Fliegende Bewegung stehend, umgekehrt)

Dienstag/Freitag

Bauchmuskeln, Brust, Schultern (vorderer und mittlerer Anteil), Trizeps

Bauch
- Rotationsbrett (jede Position 15 Sek. halten)

Brust
- Bankdrücken auf der Flachbank mit der Langhantel
- Liegestütze

Schultern
- Schrägbankdrücken
- Arm-Seitheben mit Kurzhanteln

Trizeps
- Dips

Fortsetzung siehe rechts

Doppelsplit-Programm

Mittwoch/Samstag

Gesäß, Beine, unterer Rücken

Gesäß

- Langhantel-Kreuzheben mit gestreckten Beinen

Beine

- Kelch-Kniebeugen
- Ausfallschritte mit Kurzhanteln

Unterer Rücken

- marschierendes Brett im Frontstütz

3. Top-7 Trainingsprogramme mit Intensitätstechniken

Im Folgenden werden Trainingsprogramme mit verschiedenen Formen der Nachermüdung vorgestellt. Diese Trainingsprogramme eignen sich nicht für Anfänger, sondern allein für fortgeschrittene Sportler, die mindestens ein Jahr Trainingserfahrung haben.

Supersatz-Training

Unter einem „Supersatz" wird das Training eines Muskels (Agonist) und seines Gegenspielers (Antagonist) *ohne Pause* verstanden. Das heißt, es wird zuerst ein Satz einer Übung für den Agonisten und direkt im Anschluss ein Satz für den Antagonisten durchgeführt – ohne dass viel Zeit dazwischen verrinnt. Das führt zu einer intensiven Durchblutung der gesamten Körperregion und zu einem starken Aufpumpeffekt.

Training mit verbundenen Sätzen

Gleichermaßen ist es möglich, zwei oder drei verschiedene Übungen der gleichen Muskelgruppe ohne nennenswerte Pause miteinander zu koppeln. Es sollten dabei Übungen gewählt

Supersatz-Programm

- *3 Supersätze je Übungskombination à 8-12 Wiederholungen bzw. Brett 30 Sekunden halten*

Beinvorderseite & Beinrückseite

- Kniebeugen im Ausfallschritt mit Kurzhanteln & Langhantel-Kreuzheben mit gestreckten Beinen

Brust & oberer Rücken

- Bankdrücken mit der Langhantel & horizontaler Klimmzug mit gestreckten Beinen an der Querstange

Bauch & unterer Rücken

- Spiderman-Brett & umgedrehtes Brett in Rückenlage

Verbundsatz-Programm

- *3 verbundene Sätze je Muskelgruppe à 8-12 Wiederholungen*

Beine

- Y-Kniebeugen (mit dem eigenen Körpergewicht) & Kelch-Kniebeuge mit Kurzhantel & Ausfallschritte mit Kurzhanteln

Brust, Schultern, Trizeps

- Bankdrücken mit Kurzhanteln & Dips am Barrenstütz & Liegestütze

Rücken

- Klimmzüge im breiten Obergriff & Klimmzüge im schulterbreiten Untergriff (mit Unterstützung) & Kreuzheben-Ruder-Kombination mit der Langhantel

Rumpf

- Rotationsbrett & umgedrehtes Brett in Rückenlage

Reduktionssatz-Programm

• *3 Sätze je Übung*

Beine
• Kelch-Kniebeuge mit Kurzhantel
  (z.B. mit 12 kg, 10 kg und 8 kg)

Brust, Schultern, Trizeps
• Schrägbankdrücken mit der Langhantel
  (z.B. mit 50 kg, 40 kg und 30 kg)

Rücken, Bizeps
• Lat-Zug zur Brust mit weitem Obergriff
  (z.B. mit 50 kg, 40 kg und 30 kg)

Rumpf
• Brett im Frontstütz mit gestreckten
  Beinen und Hantelscheibe auf dem
  Rücken (z.B. mit 5 kg, 2,5 kg und ohne
  Gewicht)

werden, die zwar den gleichen Muskel belasten, aber mit einer unterschiedlichen Betonung einzelner Muskelanteile.

Training mit Reduktionssätzen

Bei Reduktionssätzen handelt es sich um eine Intensivierungsmethode, bei der ein Übungssatz in mehrere Teilsätze unterteilt wird. Führen Sie den Hauptsatz bis zur letztmöglichen Wiederholung durch, anschließend reduzieren Sie das Gewicht um ca. 20 % und führen ohne Pause mindestens fünf weitere Wiederholungen durch. Reduzieren Sie dann das Gewicht nochmals um ca. 20 % und führen Sie die letzten fünf Wiederholungen durch. So kitzeln Sie die letztmögliche Energie aus Ihren Muskeln heraus und trainieren bis zum Muskelversagen. Jeder Hauptsatz wird also ohne Pausen ergänzt durch zweimal fünf weitere Wiederholungen.

Weitere Intensivierungsmöglichkeiten der Einzelwiederholung und des Satzes

Den Großteil dieser Intensitätstechniken empfehle ich nur für fortgeschrittene Kraftsportler. Für unerfahrene Athleten besteht die Gefahr der Überlastung oder gar der Verletzung.

Abgefälschte Wiederholungen: Fälschen Sie die Wiederholung ab, wenn Sie keine korrekte Wiederholung mehr schaffen, indem Sie z.B. Schwung einsetzen. Das macht nur bei wenigen Übungen Sinn, Kniebeugen, Kreuzheben oder Dips kommen dafür nicht in Frage. Das beste Beispiel für das Abfälschen bietet der Bizepscurl, bei dem mit der Hüfte und dem Rücken nachgeholfen wird, um die Hantel noch einige Male mehr zu heben.

Brennende Teilbewegungen: Führen Sie bei Muskelerschöpfung weitere kleine Teilbewegungen in dem noch möglichen Bewegungsbereich durch. Das kann so aussehen, dass Sie bei den Liegestützen nicht mehr ganz herunter gehen oder sich bei Klimmzügen nur noch ein kleines Stück aus der oberen Position ablassen, bevor Sie sich wieder hochziehen.

Erzwungene Wiederholungen: Führen Sie bei Muskelerschöpfung weitere Wiederholungen in der Serie durch, indem Sie den Widerstand durch Eigenhilfe, Partnerhilfe bzw. die Verwendung kleinerer Gewichte (Reduktionssatz) verringern. Ein gutes Beispiel wären Dips mit dem Gewichtgürtel; wenn keine Wiederholung mehr gelingt, wird der Gürtel abgenommen und ohne Zusatzgewicht werden noch einige Wiederholungen hinzugefügt. Oder der Trainingspartner entfernt beim Bankdrücken je eine kleinere Scheibe links und rechts von der Langhantel, wenn es nicht mehr weitergeht (die Stange muss dafür immer kurz abgelegt werden).

Halten: Halten Sie ein (schweres) Gewicht in einer bestimmten Position, bis Sie nicht mehr können. Diese Technik lässt sich bei den Top-7 Übungen am besten einsetzen, wenn die Bewegung, etwa bei Kreuzheben mit Kurzhanteln, auf halber Höhe gestoppt wird; „Halten" Sie, bis Sie nicht mehr können und die Hanteln ablegen müssen.

Höchstkontraktion: Halten Sie am Ende der Bewegung die Anspannung für zwei bis drei Sekunden. Höchstkontraktionen lassen sich, außer bei den Brett-Varianten, bei eigentlich allen Übungen einsetzen, z.B. in der Endposition beim Bankdrücken oder beim Rudern.

Mehrfache Endkontraktionen: Erzeugen Sie mehrere feste Nachkontraktionen bei sehr kleinen Bewegungen in der Position des größten Krafteinsatzes.

Langsame Geschwindigkeit: Führen Sie die Bewegung bewusst sehr langsam aus, besonders den Abschnitt mit der höchsten Muskelaktivierung. Auch diese Technik eignet sich für alle Übungen bis auf das Brett.

Letzte Wiederholung: Führen Sie jeden Satz bis zur letztmöglichen Wiederholung durch, also bis Sie wirklich nicht mehr können. Der Wille erzwingt häufig noch eine Wiederholung mehr!

Stotterwiederholung: Heben Sie das Gewicht zunächst nur um ein Drittel des kompletten Bewegungsumfangs an, senken Sie es anschließend ein paar Zentimeter ab, wieder ein Drittel anheben und anschließend ein paar Zentimeter absenken usw. Das erfordert einen deutlich höheren Krafteinsatz, verhindert den Einsatz von Schwung in der Bewegung und eignet sich besonders für Klimmzüge, Bankdrücken und Dips.

4. Top-7 Zirkeltraining

Zirkel- oder Intervalltraining ist eine wunderbare Möglichkeit, Ihre Kraftausdauer zu trainieren und bietet eine sinnvolle Abwechslung zum herkömmlichen Muskelaufbautraining. Dabei führen Sie nur einen Satz pro Übung aus und gehen dann direkt zur nächsten Übung weiter. Versuchen Sie, die Pausen zwischen den Übungen möglichst gering zu halten, damit Ihre Herzfrequenz nicht allzu stark absinkt. Wenn Sie ei-

---

Zirkeltraining mit Körpergewicht (zeitgesteuert)

• *3 Runden*

• *Jede Übung 45 Sekunden durchführen*

• *Zwischen den Übungen 15 Sekunden Pause*

• *Gesamtdauer: 21 Minuten*

1. Häftlings-Kniebeuge im Parallelstand (mit Händen hinter dem Kopf)

2. Liegestütze mit diagonalem Beinzug

3. Klimmzüge im schulterbreiten Untergriff (nach jedem Klimmzug kurz absetzen)

4. Dips an einer Bankkante

5. Good Mornings (mit vor der Brust überkreuzten Armen)

6. Alternierende Ausfallschritte (mit Händen hinter dem Kopf)

7. Rotationsbrett (15 Sek. Seitstütz rechts, 15 Sek. Frontstütz, 15 Sek. Seitstütz links)

---

ne Runde mit allen Übungen geschafft haben, führen Sie zwei weitere Runden in der gleichen Übungsreihenfolge durch.

Im Idealfall legen Sie sich vorab alle notwendigen Hanteln und Hilfsmittel zurecht, sodass Sie keine Zeit verlieren, um Gewicht aufzulegen, Bänke zurechtzurücken, etc. Die Dauer bzw. den Umfang einer Übung können Sie entweder über die Wiederholungszahl (z.B. 10) steuern oder über die Zeit, welche rückwärts läuft (z.B. 45 Sekunden). Mittlerweile gibt es viele kostenlose Apps für Ihr Smartphone, mit denen Sie ein Zirkeltraining mit allen notwendigen Einstellungen über die Zeit steuern können.

Zirkeltraining mit Kurzhanteln (wiederholungsgesteuert)

- *3 Runden*
- *Jede Übung 10 Wiederholungen (Klimmzüge ohne Vorgabe)*
- *Zwischen den Übungen 15 Sekunden Pause*
- *Wählen Sie das Gewicht so, dass die letzten 2-3 Wiederholungen sehr anstrengend sind.*
- *Gesamtdauer: ca. 30 Minuten*

1. Kelch-Kniebeuge mit einer Kurzhantel vor der Brust gehalten
2. Liegestütz-Ruder-Kombination mit zwei Kurzhanteln
3. Klimmzug-Pyramide (ein Satz bis zur individuellen Pyramidenspitze)
4. Bankdrücken auf der Flachbank mit zwei Kurzhanteln
5. Kreuzheben mit gestreckten Beinen mit zwei Kurzhanteln
6. Kniebeuge im Ausfallschritt mit zwei Kurzhanteln (10 Wdh. pro Seite)
7. Spiderman-Brett

Zirkeltraining mit einem Medizinball

- *3 Runden*
- *Jede Übung 12 Wiederholungen (gesamt bzw. pro Seite) durchführen*
- *Zwischen den Übungen 30 Sekunden Pause*
- *Gesamtdauer: ca. 45 Minuten*

1. Kelch-Kniebeuge mit Überkopf-Drücken (drücken Sie nach jeder Kniebeuge den Ball senkrecht über den Kopf)
2. Handerhöhte Liegestütze auf dem Medizinball (nach jedem Liegestütz den Ball zur anderen Seite rollen)
3. Kreuzheben mit Medizinball (Arme senkrecht nach unten strecken und mit dem Ball den Boden berühren)
4. Russian Twist mit Medizinball (im Sitz den Ball von einer Seite zur anderen bewegen; Beine sind dabei angehoben)
5. Ausfallschritte mit Rumpfrotation mit Medizinball (Ball vor der Brust halten. Im Ausfallschritt den Oberkörper zum vorderen Bein nach außen drehen)
6. Knieliegestütze mit beiden Händen auf dem Medizinball
7. Diagonales Heben des Medizinballs im Spreizstand (den linken Fuß berühren und diagonal nach rechts oben strecken; anschließend anders herum)
8. Brett im Frontstütz mit beiden Beinen auf Medizinball balancieren

Bei einem gut organisierten funktionellen Zirkeltraining sind alle Muskeln aktiv und es werden viele Stoffwechselprozesse und die Hormonproduktion in Gang gesetzt. Das Herz-Kreislauf-System profitiert, weil zwischen den Übungssätzen die Pausen kurz gehalten werden und so der Puls konstant hoch ist. Hinzu kommt ein durch die Belastung induzierter hoher Kalorienverbrauch, was sich ebenso beim sog. Nachbrenn-Effekt bemerkbar macht: Auch nach dem Training verbrennen die stark geforderten Muskeln noch mehr Kalorien und Ihr Körper hält den Stoffwechsel bis zu 48 Stunden über Normalniveau!

Sie können ein Zirkeltraining auch zu zweit ausführen. Da die Belastungszeit genauso lang

Zirkeltraining mit einer Langhantelstange

- 6 Runden
- Jede Übung 60 Sekunden durchführen
- Zwischen den Übungen 30 Sekunden Pause
- Gesamtdauer: 27 Minuten

1. Rücken-Kniebeuge mit Langhantel
2. Negativ-Bankdrücken mit Langhantel
3. Kreuzheben-Ruder-Kombination mit Langhantel

Intensives Zirkeltraining mit Schwerpunkt „Haltekraft"

- 6 Runden
- Jede Übung 20 Sekunden durchführen
- Zwischen den Übungen 10 Sekunden Pause
- Gesamtdauer: 18 Minuten

Alle Übungen werden isometrisch, also haltend, unter Ganzkörperspannung ausgeführt.

1. Brustpresse im Stehen (Hände vor der Brust zusammendrücken)
2. Wandsitz (Lehnen Sie sich mit dem Rücken an eine Wand und gehen Sie langsam herunter, bis die Knie 90 Grad gebeugt sind; halten Sie diese Position)
3. Brett im Frontstütz
4. Brett im Seitstütz links
5. Brett im Seitstütz rechts
6. Umgedrehtes Brett in Rückenlage

Partner-Zirkeltraining mit einer Hantelscheibe

- 3 Runden
- Jede Übung 30 Sekunden durchführen
- Zwischen den Übungen 30 Sekunden Pause (in dieser Zeit trainiert Ihr Partner)
- Gesamtdauer: 39 Minuten

1. Kelch-Kniebeuge mit Hantelscheibe
2. Liegestütze mit Hantelscheibe (Legen Sie die Scheibe auf Ihren Rücken)
3. Einarmiges Rudern mit Hantelscheibe, rechte Seite (im Ausfallschritt; Oberkörper vorgeneigt)
4. Brett im Frontstütz mit Hantelscheibe (Scheibe auf dem Rücken)
5. Überkopf-Ausfallschritte vorwärts (Scheibe über Kopf halten)
6. (Hand-)versetzte Liegestütze (Scheibe auf dem Rücken)
7. Einarmiges Rudern mit Hantelscheibe, linke Seite (im Ausfallschritt; Oberkörper vorgeneigt)
8. Brett im Seitstütz rechts & Brett im Frontstütz & Brett im Seitstütz links (jede Position 10 Sek. halten)
9. Einbeiniges Kreuzheben mit gestrecktem Bein, Hantelscheibe dabei gehalten
10. Vertikales Bankdrücken im Stand/ Neider Press (Scheibe schräg nach oben über Kopf drücken)
11. Alternierende Seitwärtskniebeuge im Spreizstand mit Hantelscheibe vor der Brust gehalten
12. „Autofahren" im Stehen mit Hantelscheibe (Scheibe dient als Lenkrad)
13. Diagonales Heben der Hantelscheibe (Scheibe von links unten diagonal nach rechts oben heben und umgekehrt)

Zirkeltraining mit einem Stepbrett

- *3 Runden*
- *Jede Übung 40 Sekunden durchführen*
- *Zwischen den Übungen 20 Sekunden Pause*
- *Gesamtdauer: 30 Minuten*

1. Bulgarische Kniebeuge im Ausfallschritt links (hinterer Fuß auf Stepbrett)
2. Bulgarische Kniebeuge im Ausfallschritt rechts (hinterer Fuß auf Stepbrett)
3. Handerhöhte Liegestütze links auf dem Stepbrett
4. Kreuzheben mit gestreckten Beinen mit Anheben, Rotation & Absetzen des Stepbretts (Brett nach dem Anheben in der Luft drehen und wieder absetzen)
5. Brett im Frontstütz hinten erhöht (Füße auf Stepbrett)
6. Kniebeuge im Ausfallschritt erhöht links (vorderer Fuß auf Stepbrett)
7. Kniebeuge im Ausfallschritt erhöht rechts (vorderer Fuß auf Stepbrett)
8. Handerhöhte Liegestütze rechts auf Stepbrett
9. Umgedrehtes Brett mit Unterarmen auf Stepbrett
10. Dips auf Stepbrett

Zirkeltraining mit einem Gymnastikball

- *4 Runden*
- *Jede Übung 40 Sekunden durchführen*
- *Zwischen den Übungen 20 Sekunden Pause*
- *Gesamtdauer: 36 Minuten*

1. Kniebeuge mit Gymnastikball in Überkopfhalte
2. Liegestütze mit den Händen auf Gymnastikball
3. umgedrehtes Brett in Rückenlage mit Füßen auf Gymnastikball
4. Brett im Frontstütz auf Gymnastikball
5. Wandkniebeuge mit Gymnastikball im Rücken
6. Liegestütze mit den Füßen auf Gymnastikball
7. vorgeneigter Ruderzug, Gymnastikball dabei mit beiden Händen gehalten
8. Brett im Seitstütz auf Gymnastikball links
9. Brett im Seitstütz auf Gymnastikball rechts

ist wie die Pausenzeit, kann der Eine trainieren, während der Andere pausiert. So wechseln Sie sich immer ab. Der Pausierende kann auch als „Coach" fungieren, indem er seinen Partner auf eine eventuell falsche Übungsausführung hinweist oder ihn zum Durchhalten motiviert. Die Übungsfolgen sind so angelegt, dass auf die Unterkörperübung eine Drück- und eine Zugübung für den Oberkörper und dann eine Rumpfübung folgen. Wenn eine Hantelscheibe eingesetzt wird, ist für erwachsene männliche Sportler eine bis zu 15 kg schwere Scheibe angemessen. Jüngere oder weibliche Sportler setzen geringere Gewichte ein. Dabei wird die Scheibe entweder auf den Rücken gelegt oder mit einer bzw. beiden Händen festgehalten.

Zirkeltraining mit einem Theraband

- *3 Runden*
- *Jede Übung 60 Sekunden durchführen (Klimmzüge ohne Vorgabe)*
- *Zwischen den Übungen 30 Sekunden Pause*
- *Gesamtdauer: 41 Minuten*

1. Y-Kniebeuge mit Theraband in Überkopfhalte
2. (Knie-)Liegestütze mit Theraband (Drücken Sie sich gegen den Widerstand des Therabandes nach oben)
3. Kreuzheben mit Theraband/Good Mornings (Arme mit Theraband vor der Brust verschränkt)
4. Rucksack-Kniebeuge mit Theraband
5. Butterfly mit Theraband (Band wird hinter dem oberen Rücken gehalten. Drücken Sie die gestreckten Arme unter Bauchanspannung zusammen)
6. Aufrecht stehender Ruderzug mit Theraband (stehen Sie auf dem Band und ziehen Sie die Ellbogen seitlich nach oben)
7. Vorwärts- und Rückwärts-Ausfallschritte im Wechsel mit Theraband in Überkopfhalte
8. Brett im Frontstütz mit Theraband (Band um beide Hände gewickelt nach außen drücken)
9. Vorgeneigter Ruderzug mit Theraband (Neigen Sie den Oberkörper nach vorn mit gestrecktem Rücken und ziehen Sie die Ellbogen seitlich nach unten)

Zirkeltraining mit verschiedenen Hilfsmitteln

- *Sie brauchen dafür einen Stab/Besenstiel, ein Theraband und einen Medizinball.*
- *3 Runden*
- *Jede Übung 40 Sekunden durchführen*
- *Zwischen den Übungen 20 Sekunden Pause*
- *Gesamtdauer: 36 Minuten*

1. Kniebeuge mit Stab in Überkopfhalte
2. Stab in Brusthöhe halten und Hände imaginär zueinander drücken (ähnelt einer statischen Butterfly-Übung)
3. Good Mornings mit Stab im Rücken
4. Rumpfrotation mit Stab im Rücken
5. Rucksack-Kniebeuge mit Theraband
6. Rotationsliegestütz mit Theraband (nach jedem Liegestütz zur Seite aufklappen und Band mit nach oben führen)
7. Vorgeneigter Ruderzug mit Theraband (neigen Sie den Oberkörper nach vorn mit gestrecktem Rücken und ziehen Sie die Ellbogen seitlich nach oben)
8. Brett im Frontstütz mit Theraband (Band um beide Hände gewickelt nach außen drücken)
9. Kelchkniebeuge und anschl. Überkopfdrücken des Medizinballs
10. Knieliegestütze mit beiden Händen auf dem Medizinball
11. Diagonales Heben des Medizinballs im Spreizstand (linken Fuß berühren und diagonal nach rechts oben strecken, dann umgekehrt)
12. umgedrehtes Brett in Rückenlage mit Medizinball (die Fersen werden auf den Medizinball aufgelegt)

5. Top-7 Krafttrainingsprogramm für beindominante Ausdauersportler

Warum sollten Läufer, Fußballer und Radfahrer ein Krafttrainingsprogramm absolvieren? Durch regelmäßige Kraft-Workouts verbessern Sie Ihre Laufökonomie, das heißt die Laufbewegung wird flüssiger, geschmeidiger und effektiver. Außerdem bekommen Sie dadurch einen niedrigeren Puls unter Belastung und steigern Ihre Leistung auf den Wettkampfstrecken. Krafttraining verbessert also auch Ihre Ausdauer! Abgesehen davon beugen Sie Verletzungen vor, besonders in Muskeln und Gelenken. Als Läufer empfehle ich Ihnen ein Krafttraining mit dem eigenen Körpergewicht. Dabei sollten Sie jedoch nicht nur Ihre Beine trainieren, sondern vor allem auch die Bauch- und Rückenmuskeln.

Wie Langläufer sind auch Fußballer Ausdauersportler. Es wäre hinderlich, große Muskelpakete mit sich herumzuschleppen. Deshalb würde ich auch hier für den Oberkörper ein Krafttraining mit dem eigenen Körpergewicht (oder

---

Top-7 Krafttrainingsprogramm für beindominante Ausdauersportler

* *3 Sätze*
* *8-12 Wiederholungen pro Satz bzw. 30 Sek. Haltedauer*

1. Rotationsbrett und umgedrehtes Brett

   Ziel: Kräftigung der Rumpfmuskulatur, Ganzkörperstabilisation

Kräftige Bauch- und Rückenmuskeln sind wichtig, um die Wirbelsäule vor Verletzungen zu schützen. Gerade das lange Halten einer Position, wie es beim Brett im Unterarmstütz der Fall ist, schützt Ihre Wirbelsäule vor Stoßbelastungen beim Laufen.

2. Beckenlift/Brücke mit „Hackbewegung" der Arme

   Ziel: Kräftigung der Muskulatur des hinteren Oberschenkels, des Gesäßes sowie des unteren Rückens, Kräftigung der tiefliegenden Muskulatur entlang der Wirbelsäule.

Legen Sie sich auf den Rücken. Die Beine sind aufgestellt und die Zehenspitzen angezogen. Drücken Sie Ihre Hüfte senkrecht nach oben und halten Sie die Position am höchsten Punkt.

Strecken Sie die Arme senkrecht über den Kopf und führen Sie kleine „Hackbewegungen" mit den gestreckten Armen durch. Dadurch werden die tiefliegenden Muskelstränge entlang der Wirbelsäule aktiviert.

3. Ausfallschritte (nach vorne, hinten, diagonal und zur Seite)

   Ziel: Kräftigung der Muskeln um das Kniegelenk herum, Mobilisation der Hüftgelenke

Ausfallschritte in alle Bewegungsrichtungen sind sehr alltagsnahe und laufspezifische Übungen. Sie kräftigen die Beinmuskeln, die die Kniegelenke entlasten, und sorgen für eine gute Mobilität in der Hüfte. Zusätzlich schulen Sie auch Ihre Gleichgewichtsfähigkeit.

4. Wadenheben an einer Stufe

   Ziel: Kräftigung der Fuß- und Unterschenkelmuskeln sowie Mobilisation der Fußgelenke

Stellen Sie sich mit dem Vorfuß auf eine Stufe oder ein Stepbrett. Halten Sie sich dabei an der Wand oder dem Treppengeländer fest. Drücken Sie sich nach oben und senken Sie sich wieder ab. Ihre Beine sollten dabei gestreckt bleiben und Ihr Oberkörper aufrecht.

---

mit leichten Hilfsmitteln, wie einem Theraband) empfehlen. Für die Beine können Sie hingegen mit (schweren) Gewichten arbeiten, um die Schusskraft zu trainieren. Kräftigen Sie Ihren gesamten Körper, wobei Sie Ihren Fokus auf die Rumpf- und Beinmuskulatur legen sollten. Die Arme sind weniger wichtig.

Je mehr Kraft ein Rennradfahrer auf die Pedale bringt, desto größer sind seine Siegeschancen. Ein hohes Kraftniveau ist ebenfalls von Bedeutung, um am Berg erfolgreiche Attacken zu fahren oder Angriffe von Gegnern zu parieren. Für bessere Leistungen im Radfahren sollten Sie funktionelle, mehrgelenkige Übungen wählen und abgesehen von den Beinmuskeln besonders die Rumpfmuskeln stärken.

6. Top-7 Krafttrainingsprogramm für armdominante Ballsportler

Ballsportarten, bei denen ein unterschiedlich großer und schwerer Ball gedribbelt, geworfen oder geschlagen werden muss (z.B. Basketball, Handball, Volleyball, Tennis), erfordern ein Höchstmaß an Koordination. Gleichzeitig ist ein ausgiebiges funktionelles Krafttraining zur Leistungssteigerung und Verletzungsprophylaxe vonnöten. Während beindominante Ausdauersportler ihren Fokus beim Krafttraining auf den Rumpf und den Unterkörper richten sollten, kommt für armdominante Ballsportler der Oberkörper hinzu. Ich empfehle Ihnen ein ganzheitliches Training von Kopf bis Fuß. Im Prinzip sind alle Top-7-Hauptübungen für armdominante Ballsportler empfehlenswert. Um neben der Kraft gleichzeitig die Koordination zu schulen, lege ich Ihnen nahe, die Übungen auf instabilem Untergrund durchzuführen. Das erhöht den Schwierigkeitsgrad. Im Fachjargon werden Übungen auf instabilem Untergrund auch als „sensomotorisches Training" bezeichnet.

Top-7 Krafttrainingsprogramm für armdominante Ballsportler

- *3 Sätze*
- *8-12 Wiederholungen pro Satz bzw. 30 Sek. Haltedauer*

1. Instabile Liegestütze

   Ziel: Kräftigung der Brust, des Schultergürtels, des Trizeps und der Rumpfmuskeln, Schulung der Koordination

Es gibt verschiedene Möglichkeiten, Instabilität in Ihre Liegestütze zu bringen: Entweder ist nur der Oberkörper instabil (z.B. Brustpresse mit dem Schlingentrainer, Liegestütze auf dem umgedrehten Bosuball*, Liegestütze auf einem Gymnastikball), nur der Unterkörper (z.B. Füße auf dem Gymnastik- oder Medizinball, Füße im Schlingen-

trainer) oder beides zusammen. Die Königsform des instabilen Liegestützes ist, wenn sowohl der Ober- als auch der Unterkörper instabil sind und somit der ganze Körper permanent ausbalanciert werden muss, während Sie die Liegestütze durchführen. Eine gute Übung ist die folgende:

Legen Sie beide Füße auf einen Medizinball und Ihre Hände auf einen umgedrehten Bosu-Ball. Drücken Sie sich nach oben und halten Sie die Körperspannung. Sobald Sie Ihre Balance gefunden haben, führen Sie die Liegestütze aus. Sie werden sicherlich nicht so viele davon schaffen, aber zumindest sind die geschafften Liegestütze von ganz besonderer Qualität.

* Der Bosuball ist eine „Halbkugel"; er kann auf der flachen Seite aufliegen (stabiler) oder auf der runden Seite (unstabil).

Fortsetzung auf der nächsten Seite...

7. Top-7 Ausgleichsprogramme für Berufstätige

Die folgenden Trainingsprogramme eignen sich für gut sitzende Berufe, besonders für solche mit Bildschirmarbeit.

Noch nicht einmal tausend Meter! Das ist die Strecke, die viele Deutsche pro Tag zu Fuß absolvieren. Nach Angaben des Bundesministeriums für Gesundheit geht und läuft ein Grafikdesigner durchschnittlich nur 980 Meter pro Tag.

Top-7 Krafttrainingsprogramm für armdominante Ballsportler

2. Instabiles Brett im Frontstütz

   Ziel: Kräftigung der Rumpfmuskeln, Schulung der Koordination

Nutzen Sie die gleichen Hilfsmittel wie zuvor beschrieben (Bosu- und Medizinball). Statt die Hände auf den umgedrehten Bosuball aufzusetzen, sind es hier Ihre Unterarme. Jetzt geht es darum, die Körperspannung im geraden Unterarmstütz möglichst lange aufrecht zu erhalten. Auch den Seitstütz und das umgedrehte Brett in Rückenlage können Sie auf dem umgedrehten Bosuball durchführen. Allerdings wäre es in diesem Fall zu schwer, wenn gleichzeitig Ihre Füße auf dem Medizinball liegen. Aber probieren Sie es einfach aus.

3. Instabile Pistolen-Kniebeuge

   Ziel: Kräftigung der kompletten Beinmuskulatur inkl. Gesäß, Schulung der Gleichgewichtsfähigkeit

Pistolen-Kniebeugen sind die schwerste Form der einbeinigen Kniebeugen. Kommt noch ein instabiler Untergrund hinzu, wie ein Hartschaumstoffkissen (Balancepad) oder ein luftgefülltes Ballkissen, auf das Sie sich stellen, umso besser. Mit dieser Übung können Sie Verletzungen im Knie- und Sprunggelenk vorbeugen. Zu Beginn empfehle ich Ihnen, entweder eine Bank bzw. einen Stuhl als Unterstützung hinter sich zu stellen (Bank-Kniebeuge) oder Sie halten sich parallel zur Kniebeugebewegung irgendwo fest. Am besten eignet sich der Schlingentrainer zum Festhalten.

4. Einbeiniges Kreuzheben, instabil mit Kurzhantel

   Ziel: Kräftigung der kompletten Beinmuskulatur inkl. Gesäß, Schulung der Gleichgewichtsfähigkeit

Einbeiniges Kreuzheben an sich ist schon schwierig. Stellen Sie sich zudem auf einen instabilen Untergrund (z.B. auf ein Balancepad), erhöhen Sie zusätzlich den Schwierigkeitsgrad. Wählen Sie keine zu schwere Kurzhantel. Das Gewicht ist nicht entscheidend, zumal es eher als Ausgleich bzw. Gegengewicht fungiert, damit Sie Ihre Balance besser halten können. Einbeinige Kreuzhebeübungen sollten Bestandteil jedes Trainingsplans eines ambitionierten Ballsportlers sein. Von dieser Übung profitiert jeder!

5. Alternierendes Bankdrücken mit Kurzhanteln und Beinsenken

   Ziel: Kräftigung von Brust, Schultern, Trizeps und Bauch, Schulung der Koordination

Während Sie das rechte Bein strecken bzw. absenken, drückt der linke Arm eine Kurzhantel nach oben. Anschließend führen Sie das Ganze auf der anderen Seite durch, sodass eine flüssige Bewegung zustande kommt. Dies ist die koordinativ anspruchsvollste Variante des Bankdrückens, bei der es weniger um die Höhe des zu bewältigenden Gewichts geht, als vielmehr darum, das Gleichgewicht in der Rückenlage zu halten.

Wer an der Rezeption im Hotel arbeitet, kommt gerade einmal auf 840 Meter.

Und Sie? Was glauben Sie, wie viele Schritte Sie Tag für Tag machen? Ein einfacher Schrittzähler hilft Ihnen dabei, Ihre Strecke zu ermitteln. Probieren Sie es aus, Sie werden überrascht sein! In Deutschland arbeitet mittlerweile jeder zweite Erwerbstätige vorwiegend am Computer. Dementsprechend geringe Strecken werden zu Fuß zurückgelegt. Um gesund und fit zu sein,

Top-7 Kraftausdauerprogramm für sitzende Berufe

Im Prinzip sind alle oben aufgeführten Trainingsprogramme in Ihrer entsprechenden Leistungsstufe für sitzende Berufe geeignet. Als Faustregel gilt: Je mehr Sie sich neben Ihrer beruflichen Tätigkeit am Schreibtisch bewegen, desto besser. Demzufolge würde ich Ihnen empfehlen, neben dem Krafttraining ein Ausdauertraining in Ihren Alltag zu integrieren.

Ein umfassendes Programm sieht so aus: Sie wärmen sich 5 Minuten auf, führen 20-30 Minuten Krafttraining durch, gefolgt von 30-40 Minuten Ausdauertraining, zuletzt 5 Minuten Cooldown. Alternativ können Sie auch das Krafttraining und Ausdauertraining in unterschiedlichen Trainingseinheiten umsetzen. Bei zwei Trainingseinheiten pro Woche z.B. einmal reines Krafttraining und einmal nur Ausdauertraining.

1. Aufwärmen (hohe Intensität/Wattzahl)

   - Seilspringen
   - Hampelmann, Kniehebelauf
   - Cardio-Gerät (Laufen, Steppen, Rudern, Radeln)
   - lockere Mobilisationsübungen oder Aufwärmsätze der entsprechenden Kraftübungen

2a. Krafttraining zu Hause

   - *3 Sätze je Übung oder Zirkel*
   - *8-12 Wiederholungen pro Satz bzw. 30 Sek. Haltedauer beim Brett*

Suchen Sie sich jeweils eine Variante der folgenden Übungen in Ihrer aktuellen Leistungsstufe aus:

1. Kniebeugen
2. Tisch-Klimmzug
3. Liegestütze
4. Stützbeugen (Dips) zwischen Stühlen
5. Brett

2b. Krafttraining im Fitness-Studio

   - *3 Sätze je Übung*
   - *8-12 Wiederholungen pro Satz bzw. 30 Sek. Haltedauer beim Brett*

1. Kniebeugen mit Langhantelstange oder Kurzhanteln
2. Klimmzüge, Lat- oder Ruderzug
3. Bankdrücken mit der Langhantelstange oder Kurzhanteln (vorab Liegestütze zum Aufwärmen der Oberkörpervorderseite)
4. Kreuzheben mit der Langhantelstange oder Kurzhanteln
5. Dips am Barrenstütz oder an der Dip-Klimmzug-Maschine
6. Brett (auf der Matte)

3a. Ausdauertraining zu Hause (30-40 Min.)...

   Aerobic-DVD oder eine Runde Joggen

3b. ...oder im Fitness-Studio (30-40 Min.)

   - Spinning-Bike oder Fahrradergometer
   - Crosstrainer
   - Stepper oder Treppen-Gerät
   - Ruder-Ergometer
   - Laufband

4. Cool-down

   - Cardio-Gerät mit niedriger Watt-Zahl oder
   - Stretching

sollten Sie sich aber viel mehr bewegen. Ihr Körper ist fürs Gehen und Laufen konstruiert. Über Jahrtausende haben Menschen Tag für Tag weite Strecken zu Fuß zurückgelegt, um das Überleben zu sichern. Tiere wurden nach kilometerlangen Hetzjagden zu Fuß erlegt, das Sammeln essbarer Pflanzen erforderte lange Fußmärsche. Auch wenn uns der Pizza-Service das Essen heute bis an die Haustür bringt, ist unser Körper erstaunlicherweise noch optimal an alte Bewegungsmuster angepasst. In prähistorischer Zeit sind die Menschen bis zu 40 Kilometer am Tag gelaufen – also fast einen Marathon.

Unser Erbgut hat sich seitdem nicht wesentlich verändert. Denn das Arbeiten im Sitzen ist im evolutionären Maßstab eine so junge Entwicklung, dass sich unsere Körper daran nicht anpassen konnten. Wer gesund bleiben will, sollte möglichst viel laufen oder gehen. So einfach ist das.

Tipps für mehr Bewegung im Büroalltag

1. Nehmen Sie grundsätzlich die Treppe, statt den Aufzug oder die Rolltreppe.

2. Fahren Sie doch 'mal mit dem Rad zur Arbeit.

3. Steigen Sie eine Haltestelle früher aus Bus oder Bahn und laufen Sie den Rest der Strecke zu Fuß.

4. Gehen Sie zu den Kollegen im Nachbarbüro und sprechen Sie direkt mit ihnen, statt anzurufen oder eine Mail zu senden.

5. Stellen Sie den Drucker oder Kopierer möglichst weit entfernt von Ihrem Schreibtisch auf.

6. Gönnen Sie sich nach dem Mittagessen einen Verdauungsspaziergang.

7. Wenn es der Dresscode in Ihrem Job zulässt, können Sie einen Barfußlaufschuh tragen. So kräftigen Sie bei der Arbeit Ihre Fußmuskulatur.

8. Trinken Sie viel Wasser! Zum einen werden dadurch Ihre Nieren durchgespült und von Giftstoffen befreit. Zum anderen müssen Sie häufiger auf die Toilette gehen und bewegen sich somit automatisch mehr.

9. Stellen Sie sich einen Timer auf eine Stunde, wenn Sie am Schreibtisch sitzen! Wenn dieser abgelaufen ist, stehen Sie kurz auf, bewegen Sie sich ein paar Minuten oder führen Sie „aktive Pausen und Entspannungsübungen am Arbeitsplatz" durch (Anleitung dafür auf der nächsten Seite).

10. Mobilisation und Durchblutungsförderung der Sprunggelenke: Ziehen Sie die Zehenspitzen mehrmals nach oben. Danach Kreisen Sie die Füße.

11. Strecken und Räkeln: Strecken Sie die Arme so hoch wie möglich über den Kopf. Greifen und ziehen Sie zur Brust („Äpfel pflücken").

12. Beugen und Aufrollen: Beugen Sie Ihren Oberkörper nach vorn und rollen Sie sich anschließend nach oben auf (jeden Wirbelkörper einzeln nacheinander).

Aktive Pausen am Arbeitsplatz

Regelmäßige aktive Pausen und Entspannungsübungen sind in vielerlei Hinsicht wichtig, wenn Sie als Sitzriese, Schreibtischtäter oder Büroarbeiter vor einem Bildschirm arbeiten. Sie bieten einen Ausgleich, beugen Verspannungen, Schmerzen und Degenerationen an der Wirbelsäule vor, verbessern die allgemeine Fitness und Leistungsfähigkeit, die Körperhaltung sowie die (mentale) Entspannungsfähigkeit und das Wohlbefinden, sie bauen Stress ab, laden Ihre Akkus wieder auf und Sie können dadurch neue Motivation schöpfen.

Die Übungen haben das Ziel, Ihre Gelenke zu lockern bzw. zu mobilisieren, die Durchblutung zu fördern, den Stoffwechsel anzuregen, verspannte Muskulatur zu dehnen und zu entspannen sowie die „Gelenkschmiere" zu aktivieren, die Ihre Gelenke geschmeidig werden lässt.

Aktive Pausen können Sie immer und überall durchführen: Günstig ist, den Raum dafür zu lüften oder das Fenster geöffnet zu lassen. Beim Üben sollten Sie ruhig und gleichmäßig atmen. Die meisten Übungen können Sie sitzend oder stehend durchführen.

Aktive Pausen am Arbeitsplatz

1. Augentraining

Bewegen Sie die Augen einige Male von rechts nach links, von oben nach unten oder fahren Sie ohne Anstrengung ein Viereck nach.

2. Augenentspannung

a) Blicken Sie so oft es geht in die Ferne. Schauen Sie dabei z.B. aus dem Fenster und suchen Sie sich einen Punkt, der sich weit entfernt befindet. So bekommen Sie einen Ausgleich zum nahen Fokus am Bildschirm.

b) Schauen Sie in die Dunkelheit. Reiben Sie dafür zunächst Ihre Hände, um etwas Wärme zu erzeugen. Legen Sie anschließend Ihre Hände auf die geöffneten Augen.

3. Gesichtsentspannung

Öffnen Sie die Augen weit und ziehen Sie die Augenbrauen nach oben. Dazu öffnen Sie den Mund so weit wie möglich (Dehnung der Kiefermuskulatur). Halten Sie die Position fünf Sekunden lang.

4. Mobilisation der Halswirbelsäule

Bewegen Sie den Kopf langsam von rechts nach links und versuchen Sie dabei so weit wie möglich über die Schulter zu schauen. Anschließend beugen und strecken Sie die Halswirbelsäule, indem Sie das Kinn auf die Brust nehmen und danach den Kopf in den Nacken nehmen und den Blick zur Decke richten. Zuletzt bewegen Sie den Kopf nach vorn und oben („Geierhals") und nach unten („Doppelkinn").

5. Dehnung der Hals- und Nackenmuskulatur

Die oben beschriebenen Übungen können Sie auch statisch ausführen, indem Sie also die Dehnposition halten. Ergänzend dazu können Sie den Kopf nach rechts in Richtung Schulter neigen. Schieben Sie währenddessen die linke Schulter nach unten, bis Sie eine Dehnung an der linken Hals-Nacken-Seite spüren. Dehnen Sie anschließend die andere Seite.

Weiter auf der folgenden Seite....

Aktive Pausen am Arbeitsplatz

6. Mobilisation des Schultergürtels und Aufrichtung

a) Kreisen Sie die Schultern rückwärts.

b) Lassen Sie die Arme locker herabhängen. Heben Sie die Schultern an und lassen Sie sie wieder fallen.

c) Legen Sie die Hände auf die Schultern und führen Sie mit den Ellbogen große Kreise vorwärts durch.

7. Mobilisation der Brustwirbelsäule

a) Setzen Sie sich ganz an die Rückenlehne Ihres Stuhls. Stellen Sie einen Fuß auf die Sitzfläche oder über das andere Bein. Verschränken Sie die Arme hinter dem Kopf und strecken Sie behutsam den Oberkörper nach hinten.

b) Nehmen Sie die Arme in den doppelten rechten Winkel („U-Halte") und drehen Sie den Oberkörper im Wechsel von rechts nach links.

8. Mobilisation der Fingergelenke

Ballen Sie die Hände zu Fäusten. Strecken Sie einen Finger nach dem anderen (vom Daumen bis zum kleinen Finger) und schließen Sie dann die Hände wieder Finger für Finger zu Fäusten.

9. Mobilisation des Beckenbereichs („Beckensamba")

a) Nehmen Sie die Hände an die Hüften und kippen Sie das Becken vor und zurück. Stellen Sie sich dabei vor, eine Wasserschüssel auszuleeren (Becken zurückgekippt) und volllaufen zu lassen (Becken vorgekippt).

b) Heben Sie das Becken wechselseitig nach rechts oben und links oben an.

c) Kreisen Sie das Becken rechts- und linksherum.

Kurzentspannungstechniken am Arbeitsplatz

1. Schattenboxen

Nehmen Sie einen stabilen Stand ein und beugen Sie leicht die Knie. Boxen Sie die Fäuste einige Male kraftvoll nach vorne. Durch körperliche Aktivitäten wie diese können Sie sich abreagieren.

2. Dampfablassen

Überkreuzen Sie die Unterarme vor dem Körper und machen Sie einen Buckel. Atmen Sie daraufhin tief ein. Mit einem hörbaren „Ffffft" atmen Sie wieder aus und richten gleichzeitig Ihren Oberkörper auf. Nehmen Sie dabei die Ellbogen so nach hinten, als wollten Sie sich von einer Last befreien (bewusst ausatmen).

3. Kurztechnik nach Barnard

Sobald sich negative Gedanken bemerkbar machen, sagen Sie zu sich selbst: „Halt". Atmen Sie darauf erst langsam ein und aus. Lassen Sie dabei die Schultern fallen und entspannen Sie die Hände. Atmen Sie anschließend ein weiteres Mal tief ein und achten Sie beim folgenden Ausatmen darauf, dass die Zähne nicht zusammengepresst sind. Führen Sie zum Abschluss der Übung noch einige ruhige Atemzüge durch.

4. Progressive Muskel-Entspannung

Spannen Sie nacheinander die Muskelgruppen von Armen, Gesicht, Rumpf und Beinen einige Sekunden an und entspannen Sie wieder. Etwa 5 Sekunden anspannen und 15-20 Sekunden entspannen und „nachfühlen". Wiederholen Sie das bei jedem Muskel zweimal.

Kurzentspannungstechniken am Arbeitsplatz

Kurzentspannungstechniken haben das Ziel, akute Stressreaktionen zu dämpfen. Um die Belastungen zu meistern und vital und leistungsfähig zu sein, sollten Sie Ihre vorhandenen Energien optimal einsetzen sowie aufgebrauchte Energien wieder zurückgewinnen. Dafür können Sie die folgenden kurzen, aber wirksamen Entspannungsübungen einsetzen (Programme dafür siehe links und unten).

Übungen mit dem Theraband für den Rücken

Mit dem Theraband steht Ihnen quasi die ganze Palette des Fitness-Studios zu jeder Zeit und an jedem Ort zur Verfügung. Das ist ein großer Vorteil, gerade wenn Sie wenig Zeit haben oder einfach zuhause oder zwischendurch am Arbeitsplatz trainieren möchten. Mit Theraband-Übungen verbessern Sie Ihre allgemeine Kraftausdauer. Diese erhöht speziell die Ermüdungswiderstandsfähigkeit der Muskulatur bei länger andauernden Belastungen.

Für den Rücken empfehle ich Ihnen zehn Übungen mit zehn Wiederholungen; das Ganze dauert nur 13 Minuten!

Selbstmassage-Techniken

1. Fußreflexzonen-Massage

Massieren Sie mit einem kleinen Ball die Fußsohle (z.B. mit Tennisball, Igelball oder Golfball).

2. Rücken-Massage an der Wand

Rollen Sie mit einem kleinen Ball im Rücken an der Wand entlang. Achten Sie aber darauf, dass Sie den Ball nicht über die Wirbelsäule bewegen, sondern über die Muskelpartien links und rechts davon.

3. Nackenröllchen

Stopfen Sie zwei kleine Bälle in einen Strumpf und verknoten Sie ihn. Legen Sie die Rolle in den Nacken an den Haaransatz und verweilen Sie einige Minuten.

4. Ohrenreflex-Massage

Tasten Sie Ihre Ohren nach Schmerzpunkten ab und massieren Sie diese weg.

5. Hartschaumstoffrolle

Nutzen Sie die Rolle, um über Ihre verspannte Muskulatur zu rollen.

Theraband-Training für den Rücken

1. Rumpfrotation vorgebeugt

Die erste Therabandübung für den Rücken ist die vorgebeugte Rumpfrotation. Nehmen Sie das Theraband am besten doppellagig und greifen Sie es breiter als schulterbreit. Neigen Sie den Oberkörper nach vorn und achten Sie dabei darauf, dass Ihr Rücken die ganze Zeit über gerade bleibt. Die Arme werden in Verlängerung des Rückens über dem Kopf gestreckt. Nun rotieren Sie den Oberkörper von rechts nach links – unter Spannung des Therabandes. Die Bewegung findet dabei in der Brustwirbelsäule statt, während sich Ihre Hüfte nicht mitdreht. Drehen Sie sich fünfmal nach links und fünfmal nach rechts.

2. Lat-Zug vorgebeugt

Auch beim Lat-Zug beugen Sie sich nach vorne. Ihr Rücken bleibt gerade. Haben Sie das Gefühl, leicht im Hohlkreuz zu sein. Ihre Arme sind in Verlängerung des Rückens. Ziehen Sie nun die Ellbogen seitlich am Körper herunter und ziehen Sie dabei das Theraband nach außen und hinter den Kopf. Anschließend strecken Sie die Arme wieder nach oben aus. Haben Sie dabei immer Spannung auf dem Theraband.

Weiter auf der folgenden Seite...

Theraband-Training für den Rücken

3. Ein- und Aufrollen

Die Ein- und Aufrollbewegung ist eine Mobilisationsübung für die Wirbelsäule. Außerdem kräftigen Sie den unteren Rücken. Stellen Sie sich zunächst schulterbreit auf das Theraband, wickeln Sie es rechts und links um Ihre Hand und verschränken Sie die Arme vor der Brust. Neigen Sie sich nach vorne. Nun rollen Sie sich ein, wobei Ihr Rücken ganz rund und Ihr Kinn auf der Brust ist. Und anschließend rollen Sie sich wieder auf in die Überstreckung. Nehmen Sie den Kopf in den Nacken und haben Sie auch hier das Gefühl, im Hohlkreuz zu sein. Die Bewegung findet nicht im Hüftgelenk statt. Das heißt, Sie bleiben die ganze Zeit über vorgeneigt. Lediglich die Wirbelsäule bewegt sich.

4. Seitneigung

Bei der Seitneigung mit dem Theraband kräftigen Sie Ihre seitliche Rumpfmuskulatur. Stellen Sie sich zunächst mit dem linken Fuß auf die Innenseite des Therabandes, umwickeln Sie die linke Hand und strecken Sie den Arm über den Kopf aus. Nun neigen Sie sich zehnmal zur rechten Seite und anschließend wechseln Sie auf die andere Seite. Das Theraband sollte bei der Bewegung zur Seite möglichst am Körper anliegen.

5. Aufrichten diagonal

Um die Aufrichtemuskulatur zu stärken, stellen Sie sich zunächst mit dem linken Fuß innen auf das Theraband und wickeln es um Ihre linke Hand. Die rechte Hand stabilisiert die linke. Von links unten führen Sie nun Ihre gestreckten Arme in einem großen Bogen diagonal nach rechts oben über den Kopf und auf der gleichen Bahn wieder zurück.

6. Kreuzheben

Beim Kreuzheben stellen Sie sich schulterbreit auf das Theraband, überkreuzen das Theraband und umwickeln beide Hände. Nun beugen Sie Ihren gestreckten Oberkörper nach vorn bis in die Waagerechte und richten sich anschließend wieder auf. Ihre Beine werden dabei nur ganz leicht gebeugt. Drücken Sie in der aufrechten Position Ihre Hüfte nach vorne, nehmen Sie die Schultern zurück und strecken Sie die Brust heraus. Das Theraband sollte dabei immer unter Spannung sein.

7. Rudern aufrecht

Beim aufrechten Rudern bleiben Sie stehen wie beim Kreuzheben. Nun ziehen Sie Ihre Ellbogen seitlich nach oben, bis Ihre Oberarme parallel zum Boden sind. Achten Sie darauf, dass Ihre Handgelenke immer unter den Schultern bzw. Ellbogen bleiben und stehen Sie gerade.

8. Rudern vorgebeugt

Beim vorgebeugten Rudern neigen Sie Ihren Oberkörper nach vorne. Halten Sie immer Ihren Rücken gerade, das heißt: Brust herausdrücken. Ziehen Sie nun Ihre Ellbogen seitlich nach oben, bis auch hier die Oberarme parallel zum Boden sind. Achten Sie darauf, dass Ihr Oberkörper immer vorgeneigt bleibt, also nicht Aufrichten.

9. Frontheben in U-Halte

Beim Frontheben in U-Halte ist das Theraband, wie bei den Übungen zuvor, überkreuzt. Heben Sie nun Ihre nahezu gestreckten Arme vor dem Körper nach oben und nehmen Sie die Arme am Ende in U-Halte – das heißt Oberarm und Unterarm bilden einen rechten Winkel. Ziehen Sie die Ellbogen in dieser Position zurück und strecken Sie die Brust heraus. Auf der gleichen Ebene führen Sie die Arme unter ständiger Spannung des Thera-bandes wieder nach unten.

Weiter auf der nächsten Seite...

Theraband-Training für den Rücken

10. Beckenlift

Abschließend kommt der Beckenlift dran. Dafür brauchen Sie eine Matte. Nehmen Sie das Theraband hinter den Rücken und überkreuzen Sie es vorn um die Hüfte. Legen Sie sich auf den Rücken, stellen Sie die Füße auf der Matte auf und drücken Sie dann das Becken nach oben. Üben Sie einen Zug auf das Theraband aus, wenn Sie die Hüfte nach oben drücken und lassen Sie die Spannung etwas nach beim Herabsenken.

8. Top-7 Ausgleichsprogramm für körperlich fordernde Berufe

Üben Sie einen Beruf aus, bei dem Sie körperlich aktiv sind oder viel stehen bzw. nicht vornehmlich am Schreibtisch sitzen (z.B. Handwerker, Bauarbeiter, Postbote usw.), verbrennen Sie gewöhnlich deutlich mehr Kalorien als ein „Sitzriese". Sie fühlen sich am Ende des Tages sicherlich auch körperlich erschöpft. Als Ausgleich zum Beruf empfehle ich Ihnen vor allem Entspannungsübungen wie etwa die Progressive Muskelentspannung, Autogenes Training, Meditation, Stretching, Yoga oder Spazierengehen in der Natur.

Auch wenn Sie körperlich arbeiten, sollten Sie jedoch ein Krafttraining nicht ganz aus den Augen verlieren. Besonders Ihr Stützapparat wird es Ihnen danken, um langfristig einen gesunden Rücken zu haben. Ebenso sind viele körperlich aktive Berufe mit einseitigen Tätigkeiten verbunden, die zu Ungleichgewichten im Körper führen. Mit gezielten Krafttrainingsübungen können Sie muskuläre Dysbalancen ausgleichen.

*

Top-7 Ausgleichsprogramm für körperlich fordernde Berufe

1. individuelle Kräftigungsübung zum Ausgleich von Dysbalancen

- *2-3 Sätze*
- *Gesamtdauer: 10 Minuten*

Ein bis zwei Übungen nach Wahl, welche die dem belasteten Körperteil entgegengesetzte Seite trainieren

2. Kräftigungsübungen für den Stützapparat

- *Jeweils mind. 30 Sekunden halten*
- *2-3 Durchgänge*
- *Gesamtdauer: 10 Minuten*

a) Brett im Frontstütz

b) Brett im Seitstütz

c) umgekehrtes Brett

3. Stretching der wichtigsten Muskelgruppen

- *Dehnposition jeweils 20 Sekunden halten*
- *Gesamtdauer: 10 Minuten*

a) Beine: Oberschenkelvorderseite, -rückseite, innenseite, -außenseite, Gesäß

b) Rücken: Oberer Rücken, breiter Rückenmuskel

c) Brust

d) Hals- und Nackenmuskeln (siehe dazu „Aktive Pausen am Arbeitsplatz")

4. Meditation

- *Gesamtdauer: 10 Minuten*

Stille Meditation im Sitzen oder Liegen, bei der Sie sich ausschließlich auf die Atmung konzentrieren: 3 Sekunden einatmen, 3 Sekunden Luft anhalten, 3 Sekunden ausatmen, 3 Sekunden Luft anhalten, usw.

Schlussbemerkungen

Das funktionelle Training, wie in diesem Buch vorgestellt, erfreut sich seit einigen Jahren großer Beliebtheit unter Fitness-Sportlern. Dabei handelt es sich um keinen Trend, sondern vielmehr um eine Einstellung, das Training zielgerichteter zu steuern – sei es aus gesundheitlichen Aspekten oder um die Leistung in einer bestimmten Sportart zu verbessern. Die bis hierher vorgestellten Übungen sind genau deshalb funktionell, weil Sie nicht an klassischen Geräten trainieren müssen, welche die Stabilisierung für Sie übernehmen würden und bei denen das Gewicht auf einer festgeschriebenen Bahn bewegt wird. Im Alltag muss schließlich auch jeder Mensch selbst für Stabilität im Bewegungsablauf sorgen. Mit den „Top-7" lernen Sie, Ihr Körpergewicht in den verschiedensten Stellungen zu stabilisieren und zu balancieren.

Viele Menschen machen Krafttraining, um besser auszusehen. Funktionelles Training führt auch zu einem sichtbaren Muskelwachstum, allerdings wird dieses nicht aus ästhetischen Gründen angestrebt, wie es beim Bodybuilding der Fall ist. Vielmehr ist eine schöne Figur ein positiver Nebeneffekt des hier vorgestellten Trainings.

Allein die im vorliegenden Buch vorgestellten sieben grundlegenden Übungen bieten durch ihre zahlreichen Variationsmöglichkeiten genug Abwechslung für ein umfassendes Ganzkörpertraining. Je komplexer eine Übung ist und je mehr Gelenke an einer Bewegung beteiligt sind, desto mehr Muskelgruppen werden gleichzeitig angesprochen. Das hat einen erhöhten Kalorienumsatz zur Folge, der – je nach Trainingsintensität – erst nach 48 Stunden wieder auf das Normalmaß fällt! Darüber hinaus verbraucht das neu aufgebaute Muskelgewebe ebenfalls mehr Kalorien als Fettgewebe. Das bedeutet: Durch unser funktionelles Training kommt es zu einer deutlich gesteigerten Fettverbrennung und zum optimalen Aufbau funktioneller Kraft.

Funktionelle Kraft bringt Vorteile im beruflichen und privaten Alltag. Ein Großteil der Menschen sitzt, beruflich bedingt, die meiste Zeit des Arbeitstages am Schreibtisch. Eine starke Körpermitte (engl. „Core"), wie sie zum Beispiel durch das Brett im Unterarmstütz erzielt wird, beugt Rückenschmerzen vor und verbessert die Körperhaltung.

Die Kniebeuge ist die wohl funktionellste aller Bewegungen. Sie müssen sich nur einmal die Frage stellen: Wie oft setzen Sie sich irgendwo hin und stehen wieder auf? Genau deshalb ist es so wichtig, die Kniebeuge mit einer sauberen Technik zu beherrschen, um möglichst lange Freude an einem gesunden, beschwerdefreien Körper zu haben.

Darüber hinaus ist funktionelle Kraft für jede Sportart und jeden Athleten extrem wichtig. Sie führt in allen Disziplinen zu einer Leistungsoptimierung und sorgt für einen guten Schutz vor Verletzungen.

Wenn Sie die Anleitungen und Anregungen dieses Buches befolgen und regelmäßig trainieren, ist es nur eine Frage der Zeit, bis Sie kräftiger, schlanker und schöner werden. Ich wünsche Ihnen dabei viel Erfolg!

* * *

Über den Autor

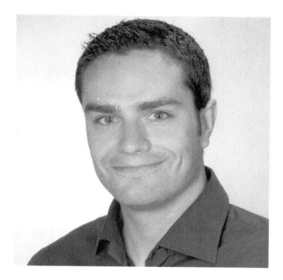

Sebastian Finis arbeitet seit 2004 als Personal Trainer, Kursleiter und freier Journalist. Zu seinen Privatkunden zählen u.a. Sportler, Schauspieler, Musiker und Manager. Im weiteren Verlauf seiner Karriere spezialisierte er sich auf das Gebiet „Strength & Conditioning", um leistungsorientierte Sportmannschaften im Athletikbereich zu betreuen. Hinzu kommt sein Engagement in der betrieblichen Gesundheitsvorsorge.

Der 1980 geborene Berliner studierte zwischen 2002 und 2006 an der Deutschen Sporthochschule Köln und hat einen Abschluss in Diplom-Sportwissenschaften sowie in „Europäischen Sportstudien". Nach einem einjährigen Aufenthalt in den USA, wo er bei einem kalifornischen Sportclub volontierte, gründete er 2007 die Firma „finis fitness".

Finis' persönliche Leidenschaft ist der Basketball-Sport. Diese kanalisiert er in kreativen Features, Reportagen und Interviews u.a. für das Basketball-Fachmagazin „FIVE". Er steht in ständigem Kontakt und Austausch mit den Profispielern der Basketball-Bundesliga. Finis ist somit nicht nur Fitness-, sondern auch Basketball-Experte.

*